重症监护
临床护理实践手册

主　编　潘爱红　吴旭峰
副主编　贾金丽　赵　方　彭雅琴
　　　　吴开琴　陈　华

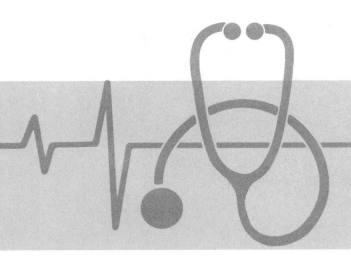

中国科学技术大学出版社

内 容 简 介

本书针对重症监护中的护理工作,结合护理理论与护理实践,介绍了重症患者护理工作的内容及相应操作要点,具体包括危重患者评估、危重患者的营养支持、镇静镇痛评估、重症患者早期康复、人工气道管理及机械通气应用指导、ICU护理专科质量监测指标、ICU专科技术操作、ICU护患沟通、ICU应急预案,对每项护理实践内容的程序、方法、评价标准以及相关知识点都进行了详细的阐述。

本书适合广大临床护理工作者、护理管理者以及护理教育者参考。

图书在版编目(CIP)数据

重症监护临床护理实践手册 / 潘爱红,吴旭峰主编. -- 合肥:中国科学技术大学出版社,2024.12. -- ISBN 978-7-312-06112-7

Ⅰ.R459.7-62

中国国家版本馆CIP数据核字第2024EQ3219号

重症监护临床护理实践手册
ZHONGZHENG JIANHU LINCHUANG HULI SHIJIAN SHOUCE

出版	中国科学技术大学出版社
	安徽省合肥市金寨路96号,230026
	http://press.ustc.edu.cn
	https://zgkxjsdxcbs.tmall.com
印刷	合肥市宏基印刷有限公司
发行	中国科学技术大学出版社
开本	787 mm×1092 mm 1/16
印张	13.5
字数	342千
版次	2024年12月第1版
印次	2024年12月第1次印刷
定价	35.00元

编 委 会

主　编 潘爱红　吴旭峰
副主编 贾金丽　赵　方　彭雅琴　吴开琴　陈　华
编　委（以姓氏笔画为序）
　　　　　王　兰　方　茹　汤　丽　吕红梅　吴开琴
　　　　　吴旭峰　吴娇艳　李业桂　李丽丽　李智敏
　　　　　张剑剑　陈　华　陈　英　陈必艳　肖转南
　　　　　肖婷婷　沈　杭　杨　洋　杨尹莹　范转平
　　　　　祖娟娟　赵　方　柯　静　项海青　陶　园
　　　　　贾金丽　唐丽红　徐宜贵　徐佩丽　原鑫鑫
　　　　　彭雅琴　程盼远　潘爱红

前　言

随着医疗技术的不断进步,越来越多的新技术、新设备被应用于危重患者的临床监护中,大大提高了重症护理水平,也带来了许多需要重新学习的内容。重症护理水平直接影响危重患者的救治水平,为提高重症护理水平和护理质量,编写相应的临床护理实践手册进行指导,已成为广大护理工作者十分迫切的需要。

当下的临床工作要求广大护理人员不但要熟练掌握各种护理操作技术,还需要对危重患者评估监护方法实现规范化、标准化、人文化操作,需要对护理实践内容更加全面地掌握,确保为患者实施优质护理。鉴于此,合肥市护理学会重症护理专业委员会组织了一批该领域临床一线的资深护理人员,查阅了大量国内外最新文献,结合临床护理实际工作经验编写了本手册。

全书共九章,包括危重患者评估、危重患者的营养支持、镇静镇痛评估、重症患者早期康复、人工气道管理及机械通气护理、ICU护理专科质量监测指标、ICU专科技术操作、ICU护患沟通、ICU应急预案。本书对每项护理实践内容的程序、方法、评价标准以及相关知识点都进行了详细的阐述,是一部值得广大临床护理工作者、护理管理者以及护理教育者借鉴的工具书。

在编写过程中,本书秉持最大限度地满足患者对舒适、安全的需求以及开展良好人文沟通等原则来组织相关内容,希望能够更好地为患者提供高质量的护理服务。由于重症医学科发展很快,加上编者水平及编写时间有限,书中内容恐存在不足之处,在此衷心地希望得到广大读者和同行的批评指正。

编　者

2024年6月

目　　录

前言 ……………………………………………………………………………… (i)
第一章　危重患者评估 …………………………………………………… (001)
第一节　呼吸系统评估 ………………………………………………… (001)
一、评估过程 ………………………………………………………… (001)
二、评估内容 ………………………………………………………… (003)
第二节　消化系统评估 ………………………………………………… (007)
一、评估过程 ………………………………………………………… (007)
二、评估内容 ………………………………………………………… (008)
第三节　神经系统评估 ………………………………………………… (011)
一、评估过程 ………………………………………………………… (011)
二、评估内容 ………………………………………………………… (012)
第四节　循环系统评估 ………………………………………………… (014)
一、评估过程 ………………………………………………………… (014)
二、评估内容 ………………………………………………………… (015)
第二章　危重患者的营养支持 …………………………………………… (021)
第一节　营养评估 ……………………………………………………… (021)
一、重症患者营养状态及评估 ……………………………………… (021)
二、营养风险筛查 …………………………………………………… (021)
三、体重测量及临床意义 …………………………………………… (023)
四、肠道功能评估 …………………………………………………… (024)
第二节　营养支持 ……………………………………………………… (024)
一、肠外营养 ………………………………………………………… (024)
二、肠内营养 ………………………………………………………… (027)
第三节　预防肠内营养患者营养管堵塞集束化护理措施与核查 …… (031)
一、集束化护理措施 ………………………………………………… (031)
二、集束化护理核查表 ……………………………………………… (031)
第三章　镇静镇痛评估 …………………………………………………… (033)
第一节　危重患者疼痛评估 …………………………………………… (033)
一、了解病史 ………………………………………………………… (033)
二、疼痛评估内容 …………………………………………………… (033)
三、疼痛程度的评估 ………………………………………………… (033)

四、疼痛记录方法 ……………………………………………………………………（039）
　　五、疼痛持续质量追踪 …………………………………………………………………（039）
　第二节　危重患者镇静状态及评估 ……………………………………………………………（039）
　　一、镇静和躁动的主观评估 ……………………………………………………………（040）
　　二、镇静的客观评估 ……………………………………………………………………（041）
　第三节　镇静镇痛集束化管理 …………………………………………………………………（042）
　　一、镇静镇痛集束化策略内容 …………………………………………………………（042）
　　二、ABCDEF镇静镇痛集束化管理实施方法 …………………………………………（043）

第四章　重症患者早期康复 …………………………………………………………………………（047）
　第一节　重症患者早期康复概述 ………………………………………………………………（047）
　　一、重症康复的概念 ……………………………………………………………………（047）
　　二、早期康复的目标 ……………………………………………………………………（047）
　　三、早期康复的作用 ……………………………………………………………………（047）
　　四、早期康复的时间 ……………………………………………………………………（047）
　　五、早期康复的原则 ……………………………………………………………………（048）
　第二节　危重症患者各系统的早期康复 ………………………………………………………（048）
　　一、中枢神经系统早期康复方案 ………………………………………………………（048）
　　二、呼吸系统早期康复方案 ……………………………………………………………（051）
　　三、心血管系统早期康复方案 …………………………………………………………（053）
　　四、泌尿系统早期康复方案 ……………………………………………………………（056）
　　五、消化系统早期康复方案 ……………………………………………………………（057）
　　六、肌肉骨关节系统早期康复方案 ……………………………………………………（057）
　　七、情绪障碍早期康复方案 ……………………………………………………………（061）
　　八、语言和交流障碍早期康复方案 ……………………………………………………（061）

第五章　人工气道管理及机械通气应用指导 ……………………………………………………（062）
　第一节　人工气道管理 …………………………………………………………………………（062）
　　一、概念 …………………………………………………………………………………（062）
　　二、建立人工气道的目的 ………………………………………………………………（062）
　　三、人工气道的种类 ……………………………………………………………………（062）
　　四、气囊的管理 …………………………………………………………………………（066）
　　五、气道内吸痰技术 ……………………………………………………………………（067）
　　六、气道温湿化技术 ……………………………………………………………………（068）
　　七、人工气道拔管相关知识 ……………………………………………………………（069）
　第二节　有创机械通气应用监测与护理 ………………………………………………………（071）
　　一、定义 …………………………………………………………………………………（071）
　　二、分类 …………………………………………………………………………………（072）
　　三、常用模式 ……………………………………………………………………………（073）
　　四、机械通气参数的调整 ………………………………………………………………（075）
　　五、呼吸机撤离 …………………………………………………………………………（076）

六、血气分析相关知识 …………………………………………………………（079）
　　七、有创机械通气患者护理要点 ………………………………………………（080）
　第三节　呼吸机相关性肺炎集束化干预预防措施 …………………………………（081）
　　一、定义 …………………………………………………………………………（081）
　　二、医务人员的相关干预预防措施 ……………………………………………（081）
　　三、患者的相关干预预防措施 …………………………………………………（082）
　　四、医用物品的相关干预预防措施 ……………………………………………（082）
　　五、气道管理的相关干预及预防措施 …………………………………………（082）
　第四节　呼吸机相关性肺炎临床监测方法 …………………………………………（083）
　　一、发病率监测 …………………………………………………………………（083）
　　二、依从性监测 …………………………………………………………………（083）
　第五节　无创机械通气应用监测与护理 ……………………………………………（084）
　　一、定义 …………………………………………………………………………（084）
　　二、无创机械通气常用模式与参数的调整 ……………………………………（084）
　　三、无创机械通气上机流程 ……………………………………………………（085）
　　四、无创机械通气患者护理要点 ………………………………………………（086）

第六章　ICU护理专科质量监测指标 ……………………………………………………（087）
　第一节　呼吸机相关性肺炎感染发生率 ……………………………………………（087）
　　一、指标名称 ……………………………………………………………………（087）
　　二、指标定义 ……………………………………………………………………（087）
　　三、指标类型 ……………………………………………………………………（087）
　　四、对象选择 ……………………………………………………………………（087）
　　五、呼吸机相关性肺炎感染诊断 ………………………………………………（087）
　　六、相关概念 ……………………………………………………………………（088）
　　七、基本公式 ……………………………………………………………………（088）
　　八、统计周期 ……………………………………………………………………（088）
　　九、指标改善 ……………………………………………………………………（088）
　　十、指标意义 ……………………………………………………………………（088）
　　十一、数据采集的方法 …………………………………………………………（088）
　第二节　中心静脉导管相关性血流感染发生率 ……………………………………（089）
　　一、指标名称 ……………………………………………………………………（089）
　　二、指标定义 ……………………………………………………………………（089）
　　三、指标类型 ……………………………………………………………………（089）
　　四、对象选择 ……………………………………………………………………（089）
　　五、中心静脉导管相关性血流感染诊断 ………………………………………（089）
　　六、相关概念 ……………………………………………………………………（089）
　　七、基本公式 ……………………………………………………………………（090）
　　八、统计周期 ……………………………………………………………………（090）
　　九、指标改善 ……………………………………………………………………（090）

十、指标意义 ……………………………………………………………………(090)
　　十一、数据采集的方法 ……………………………………………………(090)
第三节　泌尿道插管相关泌尿道感染发生率 ……………………………………(090)
　　一、指标名称 ………………………………………………………………(090)
　　二、指标定义 ………………………………………………………………(091)
　　三、指标类型 ………………………………………………………………(091)
　　四、对象选择 ………………………………………………………………(091)
　　五、泌尿道插管相关泌尿道感染诊断 ……………………………………(091)
　　六、相关概念 ………………………………………………………………(091)
　　七、基本公式 ………………………………………………………………(091)
　　八、统计周期 ………………………………………………………………(092)
　　九、指标改善 ………………………………………………………………(092)
　　十、指标意义 ………………………………………………………………(092)
　　十一、数据采集的方法 ……………………………………………………(092)
第四节　非计划性拔管发生率 ……………………………………………………(092)
　　一、指标名称 ………………………………………………………………(092)
　　二、指标定义 ………………………………………………………………(092)
　　三、指标类型 ………………………………………………………………(093)
　　四、对象选择 ………………………………………………………………(093)
　　五、相关概念 ………………………………………………………………(093)
　　六、基本公式 ………………………………………………………………(093)
　　七、统计周期 ………………………………………………………………(093)
　　八、指标改善 ………………………………………………………………(093)
　　九、指标意义 ………………………………………………………………(093)
　　十、数据采集的方法 ………………………………………………………(094)
第五节　ICU失禁性皮炎发生率 …………………………………………………(094)
　　一、指标名称 ………………………………………………………………(094)
　　二、指标定义 ………………………………………………………………(094)
　　三、指标类型 ………………………………………………………………(094)
　　四、对象选择 ………………………………………………………………(094)
　　五、失禁性皮炎判断 ………………………………………………………(094)
　　六、相关概念 ………………………………………………………………(094)
　　七、基本公式 ………………………………………………………………(095)
　　八、统计周期 ………………………………………………………………(095)
　　九、指标改善 ………………………………………………………………(095)
　　十、指标意义 ………………………………………………………………(095)
　　十一、数据采集的方法 ……………………………………………………(095)
第六节　住院患者院内压力性损伤发生率 ………………………………………(095)
　　一、指标名称 ………………………………………………………………(095)

二、指标定义 …………………………………………………………………………(095)
　　三、指标类型 …………………………………………………………………………(096)
　　四、对象选择 …………………………………………………………………………(096)
　　五、压力性损伤发生判断 ……………………………………………………………(096)
　　六、相关概念 …………………………………………………………………………(096)
　　七、计算公式 …………………………………………………………………………(096)
　　八、统计周期 …………………………………………………………………………(096)
　　九、指标改善 …………………………………………………………………………(096)
　　十、指标意义 …………………………………………………………………………(096)
　　十一、数据采集的方法 ………………………………………………………………(097)
　第七节　住院患者身体约束率 ……………………………………………………………(097)
　　一、指标名称 …………………………………………………………………………(097)
　　二、指标定义 …………………………………………………………………………(097)
　　三、指标类型 …………………………………………………………………………(097)
　　四、对象选择 …………………………………………………………………………(097)
　　五、相关概念 …………………………………………………………………………(097)
　　六、基本公式 …………………………………………………………………………(098)
　　七、统计周期 …………………………………………………………………………(098)
　　八、指标改善 …………………………………………………………………………(098)
　　九、指标意义 …………………………………………………………………………(098)
第七章　ICU专科技术操作 …………………………………………………………………(099)
　第一节　口咽通气道操作流程/考核细则及评分标准 …………………………………(099)
　　一、口咽通气道操作流程 ……………………………………………………………(099)
　　二、口咽通气道操作考核细则及评分标准 …………………………………………(100)
　第二节　无创呼吸机操作流程/考核细则及评分标准 …………………………………(102)
　　一、无创呼吸机操作流程 ……………………………………………………………(102)
　　二、无创呼吸机操作考核细则及评分标准 …………………………………………(103)
　第三节　有创呼吸机操作流程/考核细则及评分标准 …………………………………(104)
　　一、有创呼吸机操作流程 ……………………………………………………………(104)
　　二、有创呼吸机操作考核细则及评分标准 …………………………………………(105)
　第四节　经鼻高流量氧疗操作流程/考核细则及评分标准 ……………………………(106)
　　一、经鼻高流量氧疗操作流程 ………………………………………………………(106)
　　二、经鼻高流量氧疗操作考核细则及评分标准 ……………………………………(107)
　第五节　纤维支气管镜配合技术操作流程/考核细则及评分标准 ……………………(109)
　　一、纤维支气管镜配合技术操作流程 ………………………………………………(109)
　　二、纤维支气管镜配合技术操作考核细则及评分标准 ……………………………(110)
　第六节　经气管切开吸痰操作流程/考核细则及评分标准 ……………………………(112)
　　一、经气管切开吸痰操作流程 ………………………………………………………(112)
　　二、经气管切开吸痰操作考核细则及评分标准 ……………………………………(113)

第七节 呼吸机吸痰操作流程/考核细则及评分标准 (114)
- 一、呼吸机吸痰操作流程 (114)
- 二、呼吸机吸痰操作考核细则及评分标准 (115)

第八节 动脉采血操作流程/考核细则及评分标准 (116)
- 一、动脉采血操作流程 (116)
- 二、动脉采血操作考核细则及评分标准 (117)

第九节 呼气末二氧化碳分压监测操作流程/考核细则及评分标准 (118)
- 一、呼气末二氧化碳分压监测操作流程 (118)
- 二、呼气末二氧化碳分压监测操作考核细则及评分标准 (119)

第十节 体外膜肺氧合操作流程/考核细则及评分标准 (120)
- 一、体外膜肺氧合操作流程 (120)
- 二、体外膜肺氧合操作考核细则及评分标准 (121)

第十一节 心电监护操作流程/考核细则及评分标准 (123)
- 一、心电监护操作流程 (123)
- 二、心电监护操作考核细则及评分标准 (124)

第十二节 心电图操作流程/考核细则及评分标准 (125)
- 一、心电图操作流程 (125)
- 二、心电图操作考核细则及评分标准 (126)

第十三节 非同步电除颤操作流程/考核细则及评分标准 (127)
- 一、非同步电除颤操作流程 (127)
- 二、非同步电除颤操作考核细则及评分标准 (128)

第十四节 心肺复苏操作流程/考核细则及评分标准 (129)
- 一、心肺复苏操作流程 (129)
- 二、心肺复苏操作考核细则及评分标准 (130)

第十五节 心肺复苏仪操作流程/考核细则及评分标准 (131)
- 一、心肺复苏仪操作流程 (131)
- 二、心肺复苏仪操作考核细则及评分标准 (132)

第十六节 有创动脉压监测操作流程/考核细则及评分标准 (133)
- 一、有创动脉压监测操作流程 (133)
- 二、有创动脉压监测操作考核细则及评分标准 (134)

第十七节 中心静脉压监测操作流程/考核细则及评分标准 (135)
- 一、中心静脉压(CVP)监测操作流程 (135)
- 二、中心静脉压(CVP)监测操作考核细则及评分标准 (136)

第十八节 连续性血液净化操作流程/考核细则及评分标准 (137)
- 一、连续性血液净化操作流程 (137)
- 二、连续性血液净化操作考核细则及评分标准 (138)

第十九节 血液灌流操作流程/考核细则及评分标准 (140)
- 一、血液灌流操作流程 (140)
- 二、血液灌流操作考核细则及评分标准 (141)

第二十节　主动脉球囊反搏操作流程/考核细则及评分标准 ……………………(142)
- 一、主动脉球囊反搏操作流程 ……………………………………………(142)
- 二、主动脉球囊反搏操作考核细则及评分标准 …………………………(143)

第二十一节　颅内压监测操作流程/考核细则及评分标准 ………………………(145)
- 一、颅内压监测操作流程 …………………………………………………(145)
- 二、颅内压监测操作考核细则及评分标准 ………………………………(146)

第二十二节　降温毯操作流程/考核细则及评分标准 ……………………………(147)
- 一、降温毯操作流程 ………………………………………………………(147)
- 二、降温毯操作考核细则及评分标准 ……………………………………(148)

第二十三节　肠内营养泵操作流程/考核细则及评分标准 ………………………(149)
- 一、肠内营养泵操作流程 …………………………………………………(149)
- 二、肠内营养泵操作考核细则及评分标准 ………………………………(150)

第二十四节　膀胱压力监测操作流程/考核细则及评分标准 ……………………(151)
- 一、膀胱压力监测操作流程 ………………………………………………(151)
- 二、膀胱压监测操作考核细则及评分标准 ………………………………(152)

第二十五节　PICC维护操作流程/考核细则及评分标准 ………………………(153)
- 一、PICC维护操作流程 …………………………………………………(153)
- 二、PICC维护操作考核细则及评分标准 ………………………………(154)

第二十六节　中心静脉置管维护操作流程/考核细则及评分标准 ………………(156)
- 一、中心静脉置管维护操作流程 …………………………………………(156)
- 二、中心静脉置管维护操作考核细则及评分标准 ………………………(157)

第二十七节　颈外静脉留置针技术操作流程/考核细则及评分标准 ……………(158)
- 一、颈外静脉留置针技术操作流程 ………………………………………(158)
- 二、颈外静脉留置针技术操作考核细则及评分标准 ……………………(159)

第二十八节　静脉输液泵操作流程/考核细则及评分标准 ………………………(160)
- 一、静脉输液泵操作流程 …………………………………………………(160)
- 二、静脉输液泵操作考核细则及评分标准 ………………………………(161)

第二十九节　微量注射泵操作流程/考核细则及评分标准 ………………………(162)
- 一、微量注射泵操作流程 …………………………………………………(162)
- 二、微量注射泵操作考核细则及评分标准 ………………………………(163)

第三十节　危重患者眼部护理操作流程/考核细则及评分标准 …………………(164)
- 一、危重患者眼部护理操作流程 …………………………………………(164)
- 二、危重患者眼部护理操作考核细则及评分标准 ………………………(165)

第三十一节　气管插管口腔护理操作流程/考核细则及评分标准 ………………(166)
- 一、气管插管口腔护理操作流程 …………………………………………(166)
- 二、气管插管口腔护理操作考核细则及评分标准 ………………………(167)

第三十二节　气管切开换药操作流程/考核细则及评分标准 ……………………(168)
- 一、气管切开换药操作流程 ………………………………………………(168)
- 二、气管切开换药操作考核细则及评分标准 ……………………………(169)

第三十三节　气压治疗仪操作流程/考核细则及评分标准……(170)
　一、气压治疗仪操作流程……(170)
　二、气压治疗仪操作考核细则及评分标准……(171)

第八章　ICU护患沟通……(172)
第一节　护士与患者的沟通……(172)
　一、护患沟通的概念……(172)
　二、护患沟通的重要性……(172)
　三、护患沟通的技巧……(173)
第二节　ICU护士与患者的沟通……(175)
　一、影响护患沟通的因素……(176)
　二、护患沟通的时机……(177)
　三、与危重症患者的沟通……(177)
　四、与危重症患者沟通的注意事项……(178)
第三节　护士与患者家属沟通……(178)
　一、沟通时机……(179)
　二、沟通技巧……(179)

第九章　ICU应急预案……(180)
第一节　使用中仪器故障应急预案……(180)
　一、呼吸机出现故障的应急预案……(180)
　二、心电监护仪出现故障的应急预案……(181)
　三、中心吸引装置出现故障的应急预案……(181)
　四、除颤仪出现故障的应急预案……(182)
　五、输液泵（注射泵）出现故障的应急预案……(183)
　六、中心供氧出现故障的应急预案……(183)
　七、血液透析机出现故障的应急预案……(185)
第二节　重点环节应急预案……(185)
　一、高危药品外渗的应急预案……(185)
　二、输入异型血的应急预案……(187)
　三、患者突发病情变化的应急预案……(188)
　四、患者发生猝死的应急预案……(188)
　五、气管插管意外脱落的应急预案……(189)
　六、气管切开患者意外脱管的应急预案……(190)
　七、患者发生跌倒/坠床的应急预案……(191)
　八、患者发生管道滑脱的应急预案……(191)
　九、患者出现输液反应的应急预案……(193)
　十、ICU突然停电的应急预案……(194)
　十一、ICU出现火灾的应急预案……(195)
　十二、ICU发现重大传染病的应急预案……(196)

参考文献……(197)

第一章 危重患者评估

第一节 呼吸系统评估

一、评估过程

呼吸系统评估过程如表1.1所示。

表1.1 呼吸系统评估过程

项目	评估步骤	解释和注意点
准备	(1) 洗手,治疗盘内备:听诊器、手表、速干手消毒液。 (2) 向患者(清醒患者)或患者家属(昏迷患者)解释评估目的。嘱患者放松,保持正常呼吸。 (3) 拉上隔帘,患者取坐位或半卧位,穿着病员服	使患者方便检查,注意不要使患者着凉
操作程序	_____1. 评估胸廓_____	
	(1) 解开患者上衣(需要时)。 (2) 评估患者胸廓外形,观察是否存在桶状胸、胸廓单侧或局限性变形	(1) 胸廓前后径和横径之比为1∶1.5。前后径与横径大致相等,胸廓扁平,肋间隙增宽饱满称桶状胸,见于肺气肿患者。 (2) 胸廓单侧膨隆见于一侧大量胸腔积液、气胸或胸腔巨大肿瘤等。胸廓单侧或局限性凹陷见于肺萎缩、肺不张、肺纤维化、广泛胸膜粘连等
	_____2. 评估呼吸运动_____	
	(1) 观察患者胸廓起伏,是否存在呼吸增强或减弱。 (2) 观察患者呼吸肌作用,是否存在吸气性或呼气性困难。 (3) 对于外伤患者注意查看有无反常呼吸	(1) 胸式呼吸减弱而腹式呼吸增强,提示可能有胸和肺的损伤。腹式呼吸减弱而胸式呼吸增强见于腹腔压力增加。呼吸运动减弱或消失提示气胸、胸腔积液等。呼吸运动增强常见于严重酸中毒。 (2) 当上呼吸道部分梗阻时,因吸入气流受阻,胸腔内压增加,可出现胸骨上窝、锁骨上窝、肋间隙凹陷(三凹征),此时吸气时间延长,称为吸气性呼吸困难,常见于气管阻塞、气管异物。当下呼吸道狭窄或部分梗阻时,呼吸费力,呼气时间延长,称为呼气性呼吸困难,常见于支气管哮喘或阻塞性肺气肿

续表

项目	评 估 步 骤	解 释 和 注 意 点
	3. 评估呼吸频率	
	(1) 如果患者呼吸规则,计数 1 min 呼吸频率,包括吸气和呼气。 (2) 如果患者呼吸不规则,则呼吸频率需要计数 1 min 以上。 (3) 观察患者的面色、有无发绀及其程度	如果有呼吸频率增快、减慢或短时呼吸暂停,须报告医生做进一步检查
	4. 评估呼吸深度和节律	
	在计数呼吸频率的同时评估患者呼吸深度和节律	(1) 严重代谢性酸中毒患者可出现呼吸深大、频率增快,称为库氏呼吸。 (2) 潮式呼吸或间停呼吸是呼吸中枢严重抑制的表现,常见于颅压增高、糖尿病酮症酸中毒、安眠药中毒等。如果患者出现这两种异常呼吸节律应立即报告医生
	5. 评估呼吸音	
	(1) 听诊时,患者取坐位或卧位,微张口做均匀呼吸,必要时做深呼吸或咳嗽数次后立即听诊,每处至少听1~2个呼吸周期。 (2) 听诊顺序由肺尖开始,自上而下,由前胸部到侧胸部及背部,在左右对称部位进行对比	(1) 呼吸音减弱或消失:常见于胸廓活动受限,如肋骨骨折、肺不张、肺气肿、胸腔积液、气胸、腹水、腹腔巨大肿瘤等。 (2) 湿啰音:吸气时气体通过呼吸道内分泌物,如渗出液、痰液、血液、脓液、黏液等形成的水泡破裂所产生的声音。局限的湿啰音提示局部有炎症;两肺底湿啰音常见于心功能不全之肺淤血;湿啰音布满两肺野,多见于急性肺水肿、严重的支气管肺炎。 (3) 干啰音:亦称哮鸣音,是由于气管、支气管、细支气管狭窄或部分阻塞,气流通过时发生漩涡或管腔内黏稠分泌物受震动所致。广泛分布,见于慢性喘息性支气管炎、支气管哮喘和阻塞性肺气肿等

听诊部位和顺序:

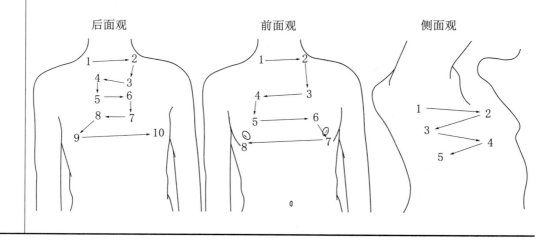

项目	评估步骤	解释和注意点
	6. 评估呼吸道分泌物	
	(1) 询问患者是否有咳嗽,如有咳嗽,询问是否同时有分泌物。	
	(2) 询问并查看患者咳出的分泌物量、颜色及性状	
	7. 人工气道及机械通气的评估	
	(1) 评估人工气道的固定情况、气管插管深度、气囊充盈度等。	
	(2) 查看呼吸机参数、波形、报警设置以及温度、湿度设置情况。	
	(3) 听诊双肺呼吸音:呼吸音是否对称及有无痰鸣音	
	8. 评估呼吸系统相关其他指标	
	如果患者存在呼吸困难或其他潜在的呼吸问题,需监测指脉搏氧饱和度、心率和血压,并根据医嘱采集动脉血气标本	
整理用物	(1) 整理听诊器,并用75%的酒精擦抹消毒。 (2) 洗手。 (3) 记录	

二、评估内容

(一) 咳嗽

1. 定义

咳嗽(cough),是因咳嗽感受器受刺激引起的一种突然、爆发性的呼气运动,以清除呼吸道分泌物。咳嗽时咽喉部、气管及大支气管内过多的分泌物或异物随之排出体外,故咳嗽本质上是一种保护性反射活动。

2. 评估内容

(1) 性质:

干性或刺激性咳嗽 ➡ 上呼吸道炎症、气管异物、胸膜炎。

慢性连续性咳嗽 ➡ 慢性支气管炎、支气管扩张。

夜间咳嗽明显 ➡ 左心衰竭、肺结核。

犬吠样咳嗽 ➡ 会厌、喉部疾患,气管受压或有异物。

金属音调咳嗽 ➡ 纵隔肿瘤、支气管癌压迫气管。

嘶哑性咳嗽 ➡ 声带炎、喉炎、喉癌、喉返神经麻痹。

(2) 诱因、加重或缓解因素:受凉、气候突变、药物。

(3) 出现持续时间:阵咳、常年咳嗽。

(4) 程度:轻咳、刺激性咳嗽。

(5) 与体位关系:清晨、体位改变时加剧。

(6) 音色:伴金属音怀疑肿瘤;声音嘶哑见于声带发炎或肿瘤;咳嗽无力见于极度衰竭或声带麻痹。

(7) 伴随症状:胸痛。

(8) 不良影响：感染扩散、出血、胸痛、胸腔内压增高、失眠。
(9) 伴随症状及可能的疾病：
① 咳嗽伴呼吸困难：喉水肿、慢性阻塞性肺疾病、重症肺炎、肺结核、大量胸腔积液及气胸等。
② 咳嗽伴发热：呼吸道感染、肺炎及胸膜炎等。
③ 咳嗽伴咯血：支气管扩张、肺结核、肺癌及二尖瓣狭窄等。
④ 咳嗽伴大量脓性痰：常见于肺脓肿、支气管扩张等。
⑤ 咳嗽伴胸痛：肺炎、肺结核、胸膜炎及气胸等。

3. 评估小结
(1) 急性发作刺激性咳嗽伴发热及其他症状：急性病毒性咽炎、喉炎、气管支气管炎。
(2) 咳嗽伴喘息性喘鸣：提示上呼吸道阻塞。
(3) 常年咳嗽，冬季加重：慢性支气管炎。
(4) 体位改变时咳痰加剧：肺脓肿、支气管扩张。
(5) 发作性咳嗽：咳嗽型哮喘。
(6) 高亢咳嗽伴呼吸困难：肺癌累及气道（初为干咳）。
(7) 长期接触粉尘：尘肺。

（二）咳痰

1. 定义
咳痰，是指借助支气管黏膜上皮的纤毛运动、支气管平滑肌的收缩及咳嗽反射，将呼吸道分泌物经口腔排出体外的动作。常见咳嗽的病因及诱因如下：
(1) 呼吸道疾病：咽炎、喉炎、气管-支气管炎、支气管扩张、肺癌。
(2) 肺实质和胸膜疾病：肺炎、肺脓肿、胸膜炎、气胸。
(3) 理化因素：异物、粉尘、刺激性气体。
(4) 心血管疾病：急性左心衰竭。
(5) 其他：食管反流性疾病、脑炎、脑膜炎、药物、精神性。

2. 评估内容
(1) 痰液颜色的评估：

痰液性状		提示
大量黄色脓痰	⇒	支气管扩张、肺脓肿。
红棕色胶冻样痰	⇒	肺炎克雷伯杆菌感染。
铁锈色痰	⇒	肺炎球菌肺炎（大叶性肺炎）。
棕褐色痰	⇒	阿米巴肺脓肿。
烂桃样痰（果酱样痰）	⇒	肺吸虫病。
灰黑色痰	⇒	大气污染、尘肺。
黄绿色痰	⇒	绿脓杆菌感染。
粉红色泡沫痰	⇒	肺水肿。

(2) 痰液量的评估：

大量痰（>100 mL/24 h）　➡　慢性支气管炎、支气管扩张、肺脓肿。
痰量减少，体温升高　➡　支气管引流不畅。
咳嗽伴脓性痰　➡　气管、支气管、肺部感染。
痰量的增与减，是反映肺部炎症是否得到有效控制或感染是否加重的客观指标。

（3）痰液气味评估：脓痰恶臭味　➡　厌氧菌感染。

（三）呼吸形态

1. 呼吸快而浅

见于甲亢、心衰、发热、贫血及限制性呼吸疾病。

2. 呼吸快而深

见于运动、焦虑、昏迷、缺氧、血糖过低、代谢性酸中毒。

3. 潮式呼吸

正常老人和儿童在睡眠中可见，常发生于心衰、尿毒症、药物引起的呼吸抑制脑损伤。

4. 间歇呼吸

具有不能预测的不规则性，呼吸可变快变浅及停止一段时间，见于呼吸抑制、脑损伤，特别是延脑损伤。

5. 缓慢呼吸

往往是继发的，常见于糖尿病昏迷，麻醉剂或镇静药物引发的呼吸抑制、颅内压增高等。

6. 叹息呼吸

见于神经质、呼吸衰竭、精神紧张、抑郁症或换气过度综合征。

7. 阻塞性呼吸

见于阻塞性肺部疾病，空气滞留在肺内，如慢性阻塞性肺疾病（COPD）。

（四）呼吸困难

1. 定义

呼吸困难是主观感觉和客观征象的综合表现，患者主观上感觉吸气不足、呼吸费力，客观上表现为呼吸频率、节律和深度的改变。

2. 分类

（1）吸气性呼吸困难：三凹症——胸骨上凹、锁骨上凹、肋间隙凹，见于上呼吸道梗阻，如气管异物、肿瘤等。

（2）呼气性呼吸困难：见于下呼吸道梗阻，呼气延长，呼吸费力，呼气时胸腔内压增高而颈静脉充盈，如COPD呼吸衰竭患者。

（3）混合性呼吸困难：见于大量胸腔积液、自发性气胸、急性肺水肿。

3. 评分

呼吸困难评分如表1.2所示。

表1.2 呼吸困难分级量表(mMRC)

分级	标准
0级	无明显呼吸困难(剧烈活动除外)
1级	快走或上缓坡时气短
2级	由于呼吸困难比同龄人走得慢或者以自己的速度在平地上行走时需要停下来呼吸
3级	在平地上行走100 m或数分钟后需要停下来呼吸
4级	明显呼吸困难而不能离开房间或者换衣服时气短

(五) 听诊呼吸音

1. 定义

正常人呼吸时,气流通过呼吸道和肺泡,产生湍流引起震动,发出声响,通过肺组织及胸壁传至体表的声音,即为呼吸音。

2. 听诊注意事项

听诊顺序:肺尖—前胸—侧胸—背部;左右对比;掌握正常呼吸音,辨别异常呼吸音;掌握机械通气患者呼吸音;长期卧床患者注意于背部及双腋处听诊。

3. 呼吸音减弱或者消失

常见于胸廓活动受限,如肋骨骨折、肺不张、肺气肿、胸腔积液、气胸腹水、腹腔巨大肿瘤等。

4. 啰音

(1) 湿啰音:吸气时气体通过呼吸道内的分泌物,如渗出液、痰液、血液、黏液和脓液等形成水泡破裂所产生的声音——水泡破裂音,多出现于吸气时;部位固定,多在肺底听见,性质不易变;咳嗽后可减轻或消失。

① 粗湿啰音:大水泡音,发生于气管、主支气管或空洞部位,多出现于吸气早期。

② 中湿啰音:中水泡音,发生于中等大小的支气管,多出现于吸气的中期。

③ 细湿啰音:小水泡音,发生于小支气管,多见于吸气后期。

局限的湿啰音提示局部炎症;两肺底湿啰音常见于心功能不全之肺淤血;满布两肺野,多见于急性肺水肿、严重的支气管肺炎。

(2) 干啰音:亦称哮鸣音,是由于气管、支气管或细支气管狭窄或部分阻塞,气流通过时发生漩涡或管腔内黏稠分泌物受震动所致。

① 高调干啰音:哨笛音,音调高,多发生于较小的支气管或细支气管。

② 低调干啰音:鼾音,音调低,多发生于气管或主支气管。

双侧肺部广泛干啰音提示支气管哮喘、慢性支气管炎、心源性哮喘。

局限性干啰音提示支气管内膜结核、肿瘤。

第二节 消化系统评估

一、评估过程

消化系统评估的过程如表1.3所示。

表1.3 消化系统评估过程

项目	评估步骤
准备	(1) 洗手,准备听诊器一支。 (2) 向患者(清醒患者)或患者家属(昏迷患者)解释评估目的,使用屏风遮挡。 (3) 正确暴露腹部:患者取仰卧位,屈膝,双上肢置于躯干两侧
操作程序	1. 病史评估 (1) 患病及治疗经过:患病经过、检查及治疗经过、目前状况。 (2) 心理社会资料:疾病知识、心理状态、社会支持系统。 (3) 生活史:生活方式、饮食方式 2. 腹部评估 (1) 腹部视诊:排空膀胱,取仰卧位,双手位于身体两侧,充分暴露全腹,上至剑突,下至耻骨联合,护士站于右侧,自上而下,在光线充足的情况下全面视诊,测量腹围大小(用软尺经脐线绕腹)。评估腹部外形,腹部呼吸运动,腹壁静脉,胃肠型和蠕动波,腹壁的其他情况:皮肤、腹部疝、脐部、上腹部搏动。 (2) 腹部听诊: ① 听诊部位:全腹均听诊,特别是上腹部、脐周、右下腹等,妊娠5个月以上妇女可在脐下方听到胎心音。 ② 肠鸣音:正常4～5次/min,评估是否存在肠鸣音活跃、肠鸣音亢进、肠鸣音减弱、肠鸣音消失。 ③ 振水音:空腹或餐后6～8 h仍闻及可能存在幽门梗阻、胃扩张。 (3) 腹部叩诊。腹部叩诊音、肝脏叩诊、肝脏叩击痛、膀胱叩诊、移动性浊音叩诊。 (4) 腹部触诊。患者取仰卧位,两腿屈起并稍分开,护士站于右侧,先全腹触诊后脏器触诊,先浅触诊,后深触诊,先触诊健康部位,后逐渐移向病变部位。评估腹壁紧张度、压痛与反跳痛,肝脏触诊,脾脏触诊,胆囊触诊,膀胱触诊 3. 消化道症状评估 (1) 评估有无恶心、呕吐,恶心及呕吐的原因、频率、时间,呕吐的方式及与进食的关系,呕吐物的性状、量、颜色、气味等。 (2) 评估有无呕血与黑便,呕血与黑便的次数、量、颜色、性状与变化,对患者的影响。 (3) 评估有无便血,便血的次数、量、颜色、性状与变化,对患者的影响。 (4) 评估有无腹泻,腹泻的次数,粪便的量、性状及气味,有无肠内营养及肠内营养的方式、浓度、速度。 (5) 评估有无便秘,排便的频率,粪便的性状、量及排便费力程度,对患者的影响

项目	评 估 步 骤
	4. 管道评估 (1) 评估肠内营养管深度、固定方式、是否通畅,鼻饲者评估胃残留量。 (2) 评估胃肠减压,评估引流物颜色、性状、量。 (3) 评估腹腔引流管是否通畅,引流液的量、颜色、性状
整理 用物	(1) 整理听诊器,并用75%的酒精擦抹消毒。 (2) 洗手。 (3) 记录

二、评估内容

(一) 恶心、呕吐

1. 定义

恶心为一种特殊的上腹部不适、紧迫欲吐的感觉。呕吐是指通过胃强烈收缩致胃或部分小肠内容物经食管、口腔排出体外的现象。

2. 评估内容

(1) 时间:晨起、晚上或夜间。
(2) 呕吐与进食关系:进食中或餐后即吐、餐后1h以上、餐后。
(3) 频率:单次、频繁。
(4) 量:少量、超过胃内容物。
(5) 呕吐物性状:宿食、胆汁、血液。
(6) 气味:发酵、腐败气味、粪臭味、酸味。
(7) 呕吐对患者的影响:有无进食、体重变化、脱水、误吸、呛咳以及呼吸道通畅情况。

3. 评估小结

(1) 妊娠、尿毒症多为清晨空腹呕吐。
(2) 精神性呕吐,常在进食过程中或餐后即刻呕吐,量少多次呕吐,呕吐后可再进食,恶心感很轻或缺如。
(3) 幽门梗阻多在下午或晚间呕吐,量大,含酸性发酵宿食,不含胆汁。
(4) 急性胰腺炎可出现频繁剧烈的呕吐,呕吐胃内容物甚至胆汁。
(5) 上消化道出血时呕吐物呈咖啡色,甚至鲜红色。
(6) 低位肠梗阻呕吐出现迟而少,呕吐物可呈粪样。
(7) 高位肠梗阻呕吐频繁、量多,呕吐物常含较多胆汁。
(8) 颅内高压所致者,多无恶心先兆,呈喷射状,呕吐后无轻松感。

(二) 腹痛

1. 定义

腹痛是临床常见症状之一，是发生在剑突以下、耻骨联合以上的疼痛。腹痛的原因多种多样，腹痛可由腹部脏器疾病引起，也可由腹腔以外脏器、神经、心理和全身疾病引起。

2. 评估内容

（1）疼痛的部位：中上腹——胃十二指肠和胰腺疾病；右上腹——胆囊炎、胆石症；右下腹的麦氏点——急性阑尾炎；脐周——小肠疾病。

（2）性质与程度：烧灼痛——胃酸刺激；绞痛——空腔脏器痉挛；剧烈刀割样——脏器穿孔或炎症。

（3）时间：餐后痛——胆胰疾病、胃部肿瘤；月经周期痛——子宫内膜异位症腹痛；节律性疼痛——消化性溃疡。

（4）诱发与缓解因素：胆囊炎或胆石症腹痛发作前常有进食油腻食物史，急性胰腺炎腹痛发作前常有酗酒、暴饮暴食史，呕吐后缓解的上腹痛多为胃十二指肠病变。

3. 评估小结

（1）胃溃疡：进食—疼痛—缓解，右上腹偏左，餐后 1 h 内出现，经 1~2 h 后逐渐缓解，至下餐进食后再次出现疼痛，午夜痛也可发生。

（2）十二指肠溃疡：疼痛—进食—缓解，中上腹偏右，餐后 2~4 h 或（及）午夜痛，进食或服用抗酸剂后可缓解。

（3）胃癌疼痛特点：早期多无症状，进展期上腹痛为最早出现的症状，可急可缓，开始仅有上腹饱胀不适，餐后加重。继之有隐痛不适，偶成节律性溃疡性疼痛，但这种疼痛不能被进食或服用制酸剂缓解。

（4）胆道蛔虫病：阵发性剑突下钻顶样疼痛。

（5）急性弥漫性腹膜炎：持续、广泛而剧烈的腹痛伴腹肌紧张或板样强直。

（6）胆石症或泌尿系统结石：剧烈的阵发性绞痛。

（7）肠结核腹痛多位于右下腹或脐周，间歇性发作。常为痉挛性阵痛性肠鸣，于进餐后加重，排便或肛门排气后缓解。

（8）急性胰腺炎：腹痛为主要表现和首发症状，常在暴饮暴食或酗酒后突然发生。疼痛剧烈而持续，呈钝痛、钻痛、绞痛或刀割样痛，可有阵发性加剧。腹痛常位于中上腹，向腰背呈带状放射，取弯腰抱膝位可减轻疼痛，一般胃肠解痉药无效。水肿型腹痛一般 3~5 天后缓解。坏死型腹部剧痛，持续较长，由于渗液扩散可引起全腹痛。

(三) 腹泻

1. 定义

腹泻是指排便次数较平时增加，每日排便超过 3 次，排粪量超过 200 g/天。粪质稀薄，含水量超过 85%，或带有黏液、脓液和未消化的食物。分急性腹泻：肠道疾病、急性中毒、全身性感染所致等，以及慢性腹泻：消化系统疾病、全身性疾病、药物副作用所致等。

2. 评估内容

（1）腹泻次数。

（2）粪便量。

（3）性状：水样、黏液、脓血。

（4）气味：渗透性腹泻为恶臭。

（5）使腹泻加重或缓解的因素。

（6）急性严重腹泻时丢失大量水分和电解质，可引起脱水及电解质紊乱，严重时导致休克，应严密监测患者生命体征、神志、尿量的变化，有无口渴、口唇干燥、皮肤弹性下降、尿量减少、神志淡漠等脱水表现，有无肌肉无力、腹胀、肠鸣音减弱、心律失常等低钾血症的表现；监测血生化指标的变化。

3. 评估小结

（1）结肠病变：粪便中含较多黏液，量少，次数较多。

（2）细菌感染：常有黏液血便或脓血便。

（3）阿米巴痢疾：大便呈暗红色或果酱样。

（4）急性感染性腹泻：每天排便次数达10次以上。

（5）慢性腹泻：排便次数多，存在稀便、黏液和脓血，常见于慢性痢疾、炎症性肠病、结肠癌及直肠癌等。

（四）便秘

1. 定义

便秘指排便次数减少，一般每周少于2～3次，排便困难，粪便干结。原因主要有：功能性便秘，进食量少，缺乏纤维素，生活不规律等；直肠或肛门病变；肠梗阻；全身性疾病。

2. 评估内容

（1）大便次数。

（2）粪便性状。

（3）颜色：是否有血便、柏油样便。

3. 评估小结

（1）胆道梗阻：白陶土色便。

（2）痔疮、肛裂：鲜红色血便，血滴于粪便表面。

（五）上消化道出血

1. 定义

上消化道出血指屈氏韧带以上的消化道，包括食管、胃十二指肠和胰、胆道病变引起的出血，以及胃空肠吻合术后的空肠病变的出血。

2. 评估内容

（1）一般成人每日消化道出血大于5 mL，粪便隐血试验呈阳性。

(2) 每日出血量50~100 mL,可出现黑便。
(3) 胃内积血达250~300 mL,可引起呕血。
(4) 一次出血量不超过400 mL时,一般不引起全身症状。
(5) 出血量超过400 mL,可出现全身症状,如头晕、心慌、乏力等。

短时间内出血量超过1 000 mL,可出现周围循环衰竭表现。血压和脉搏是关键指标,需进行动态观察,综合其他指标加以判断。

(6) 若患者由平卧位改为坐位时出现血压下降(>15 mmHg)、心率加快(>10次/min),提示血量明显不足,是需紧急输血的指标。若出现休克期症状,属严重大量出血,需积极抢救。

3. 评估小结

(1) 出血停止:患者血压、脉搏平稳,处在正常水平,大便转黄色。
(2) 出血:反复呕血,甚至呕吐物由咖啡色转为鲜红色,黑便次数增多,粪质稀薄,色泽转为暗红色,伴肠鸣音亢进;周围循环衰竭的表现经足量补液、输血后未改善,血压波动,中心静脉压不稳定;红细胞计数与比容、血红蛋白测定值不断下降,网织红细胞计数持续增高;足量补液、尿量正常的情况下,血尿素氮持续或再次增高;门静脉高压的患者原有脾大,在出血后应暂时缩小,如不见脾恢复肿大提示出血未停止。

第三节 神经系统评估

一、评估过程

神经系统评估过程如表1.4所示。

表1.4 神经系统评估过程

项目	操 作 步 骤
准备	(1) 洗手,准备手电筒。 (2) 向患者(清醒患者)或患者家属(昏迷患者)解释评估目的。嘱患者放松,正常呼吸。 (3) 拉上隔帘,病情允许患者于平卧位或半卧位,穿着病员服
操作程序	1. 意识评估 (1) 评估意识障碍的程度:嗜睡、意识模糊、昏睡、昏迷、谵妄。 (2) 评估有无定向力:判断对时间、地点、人物的认识是清楚还是模糊。 (3) 评估患者是否遵守指令,观察其运动反应 2. 瞳孔评估 (1) 将患者上眼睑上提,用手电筒光照在患者鼻梁部位,观察两侧瞳孔的大小是否相等、是否为圆形、是否居中以及对光反射灵敏度。 (2) 检查对光反射,以手电筒从侧面由外向内分别照射瞳孔,感光侧的瞳孔缩小,称直接对光反射;如用手隔开双眼,未直接感光侧的瞳孔也缩小,则称间接对光反射

项目	操 作 步 骤
	3. 语言评估 通过语言表达的临床特点评估失语的类型及病变部位
	4. 面神经评估 (1) 面肌中枢性瘫,额肌不受累。 (2) 周围性面肌瘫:额肌受累 　　　　　(1)　　　　　　　　(2)
	5. 肌力评估 检查时令患者作肢体伸屈动作,检查者从相反方向测试被查者对阻力的克服力量,并注意两侧对比。可采用0~5级的六级指标评定
	6. 肌张力评估 检查时根据触摸肌肉的硬度以及伸屈肢体时感知肌肉对被动伸屈的阻力做出判断
	7. 感觉评估 首先要让被检者了解检查的目的与方法,以取得充分合作。检查时要注意左右侧和远近端部位的差别,从感觉缺失区向正常部位逐步移行检查。检查时被检者宜闭目,以避免主观或暗示作用。 (1) 浅感觉:痛觉、触觉、温度觉(记录感觉障碍类型:过敏、减退、消失)。 (2) 深感觉:运动觉、位置觉、震动觉。 (3) 复合感觉:皮肤定位感觉、两点辨别觉、形体觉、体表图形觉
	8. 评估神经系统的相关其他指标 若患者有头痛、头晕、眩晕、晕厥等症状,可以通过发病时间、诱因、伴随症状、程度和性质来评估监测
整理用物	(1) 整理手电筒,并用75%的酒精擦抹消毒。 (2) 洗手。 (3) 记录

二、评估内容

(一) 意识障碍

1. 定义

意识障碍是指人对周围环境及自身状态的识别和觉察能力出现障碍。患者可出现兴奋不安、思维紊乱、语言表达能力减退或失常、情感活动异常、无意识动作增加等。

2. 评估内容

(1) 正常(清醒):意识清晰,定向力正常,反应敏锐精确,思维和情感活动正常,语言表达流畅、准确,表达能力良好。

(2) 嗜睡:为最轻的意识障碍,是一种病理性的倦睡,患者处于持续的睡眠状态,可被唤醒,并能正确回答问题和做出各种反应,一旦刺激去除则又迅速再入睡。

(3) 意识模糊:这是意识水平轻度下降、较嗜睡深的一种意识障碍。患者能保持简单的精神活动,但对时间、地点、人物的定向能力产生障碍。

(4) 昏睡:这是接近人事不省的意识障碍。患者处于熟睡状态,不易唤醒。虽在强烈刺激下,如大声唤其名字、摇动身体或压迫眶上神经等,勉强可唤醒,但毫无表情,答非所问,很快又再入睡。

(5) 昏迷:这是最严重的意识障碍,表现为意识持续的中断或完全丧失。

(6) 谵妄:这是一种以兴奋性增高为主的高级神经中枢急性活动失调状态。表现为意识模糊、定向力丧失、感觉错乱(幻觉、错觉)、躁动不安、言语杂乱。

3. GCS评分标准

格拉斯哥昏迷评分法(GCS,Glasgow Coma Scale)如表1.5所示。

表1.5 格拉斯哥昏迷评分法

项目	刺激	患者反应	评分
睁眼(E)	自发	自己睁眼	4分
	语言	呼叫时睁眼	3分
	疼痛	疼痛刺激时睁眼	2分
		任何刺激不睁眼	1分
	如因眼肿、骨折等不能睁眼,应以"C"(closed)表示		C
言语反应(V)	语言	能正确会话	5分
		语言错乱,定向障碍	4分
		说话能被理解,但无意义	3分
		能发出声音,但不能被理解	2分
		不发声	1分
	因气管插管或切开而无法正常发声,以"T"(tube)表示		T
	平素有言语障碍史,以"D"(dysphasic)表示		D
运动反应(M)	口令	能执行简单的命令	6分
	疼痛	疼痛时能拨开医生的手	5分
		对疼痛刺激有屈曲逃避反应,肢体会回缩	4分
		疼痛刺激致去皮层强直:上肢屈曲,内收内旋;下肢伸直,内收内旋,踝跖屈	3分
		疼痛刺激致去大脑强直:上肢伸直,内收内旋,腕指屈曲;下肢伸直,内收内旋,踝跖屈	2分
		对疼痛无任何反应	1分
最高分为15分,最低分为3分,分数越低则意识障碍越重。15分意识清楚,12~14分轻度意识障碍,9~11分中度意识障碍,3~8分昏迷			总分

记录方式:如果在晚上六点半测得评分为9分,其中E 2分,V 4分,M 3分,则记作:

GCS 9(2+4+3)18:30 或者 GCS 9=E2+V4+M3 at 18:30。

选评判时的最好反应计分。注意运动评分左侧、右侧可能不同,用较高的分数进行评分。只有患者GCS评分达到15分时才有可能配合检查者进行认知功能评定。

4. 评估小结

患者的意识水平和对环境的反应是神经系统功能障碍的最敏感指标。格拉斯哥评分标准为判断意识水平提供了一条有益的捷径。该评分系统用来对病情不稳定的急性患者以及严重受伤的患者作快速评价,它不用于评价长期昏迷或严重的大脑损伤恢复期的患者。

(二) 瞳孔评估

1. 正常瞳孔

直径2~3 mm,等大、等圆、光反应灵敏,生理性变化:近视,远视,对强光、暗光刺激的反应。

2. 瞳孔异常变化

(1) 药物性:

① 瞳孔扩大:指瞳孔的直径大于5 mm。常见于阿托品、曼陀罗、颠茄、麻黄碱等中毒。

② 瞳孔缩小:指瞳孔的直径小于2 mm。常见于有机磷类农药中毒、吗啡、氯丙嗪、巴比妥类、驱蛔灵等药物中毒。吗啡中毒瞳孔如针尖。

(2) 病理性:

① 两侧瞳孔散大:可见于颅脑外伤,颅内压增高,处于濒死状态。

② 两侧瞳孔不等大:常提示有颅脑病变,如脑外伤、脑肿瘤、脑疝等。

③ 对光反射迟钝或消失:常见于昏迷患者,瞳孔散大、固定。

④ 对光反射消失:如果同时伴有心跳、呼吸停止,则表明患者已经死亡。

第四节　循环系统评估

一、评估过程

循环系统评估过程如表1.6所示。

表1.6　循环系统评估过程

项目	评 估 步 骤
准备	(1) 洗手。 (2) 准备用物:听诊器、血压计。 (3) 光线充足,室温适宜。 (4) 向清醒患解释评估目的(对于昏迷患者向其家属解释)。 (5) 嘱患者放松,正常呼吸,拉上隔帘。 (6) 根据患者病情取合适体位(病情允许以坐位或半坐位最佳)

项目	评 估 步 骤
操作程序	1. 评估心前区外形 解开患者上衣评估其外形(正常两侧对称;心前区隆起多见于先天性心脏病/儿童期患心脏病者,大量心包积液) 2. 评估心率 听诊心率时间＞30 s(正常:60~100次/min,窦性心动过速:＞100次/min,窦性心动过缓:＜60次/min) 3. 评估心律 如有心律不齐,需听诊1 min 4. 评估颈静脉充盈度 卧位时颈静脉充盈度不超过锁骨上缘至下颌角距离的下2/3处,而立位和坐位时不见充盈,若取30°~45°的半卧位时静脉充盈度超过正常水平称为颈静脉怒张(提示静脉压升高)。 5. 评估周围动脉搏动 见"二、评估内容" 6. 评估水肿情况 (1) 观察患者有无水肿情况及水肿的部位(双下肢、颜面部或全身性水肿)。 (2) 观察是否为凹陷性水肿。如为凹陷性水肿,评估水肿的程度。评估时指压水肿处,观察皮肤的凹陷程度和恢复情况: ① 轻微水肿,凹陷≤2 mm,并迅速恢复。 ② 中度水肿,凹陷2~4 mm,在10~15 s内恢复。 ③ 中度水肿,凹陷4~6 mm,需要1 min才能恢复。 ④ 重度水肿,凹陷6~8 mm,2~3 min恢复 7. 评估动脉血压 (1) 测血压,观察血压是否处于正常范围。 (2) 患有某些特殊心血管疾病者分别测量左右上肢血压 8. 评估循环系统其他相关指标 若患者存在血容量不足或心功能不全时,还可监测中的静脉压(CVP)、尿量、皮肤的温湿度等
整理用物	(1) 整理用物。 (2) 洗手,记录

二、评估内容

(一) 脉搏

1. 检测方法

浅部触诊(或以脉搏计描记波形及利用床边监护仪检测)。

2. 检测血管

桡动脉最常用。

3. 触诊方法

检查者手指并拢,以食指、中指和环指指腹平放于桡动脉近手腕处,仔细感觉脉搏搏动情况。

4. 具体内容

脉率、脉律、紧张度、强弱、脉波。

(1) 脉率。正常成人:60~100次/min;影响因素:年龄、性别、活动、情绪等。病理情况:增快——发热、疼痛、甲亢、心衰;减慢——颅高压、阻塞性黄疸、伤寒、Ⅱ以上房室传导阻滞、甲低、药物作用。

(2) 脉律(心搏节律的反应):

① 正常:规整或稍有不整(吸气时增快,呼气时减慢——窦律不齐)。

② 病理:心律失常(房颤、早搏)。

(3) 紧张度。与血压高低(主要是收缩压)有关:

① 检查方法:检查者以示指、中指、环指置于桡动脉上,以近端手指按压桡动脉,此时所施的压力及感知的血管壁弹性情况,即为脉搏的紧张度。

② 异常结果:高血压、动脉硬化时触诊所需的压力大,即紧张度大,称为硬脉。心力衰竭、贫血时触诊所用的压力小,即紧张度小,称为软脉。此外,紧张度亦随性别、年龄而略有不同。

(4) 强弱。与心输出量、脉压和周围血管阻力大小有关。

① 洪脉:脉搏强有力,见于高热、甲亢、主动脉瓣关闭不全。

② 细脉:脉搏减弱、幅度小,见于心衰、主动脉瓣狭窄、休克。

(5) 脉波。脉波检查是用于检查脉搏是否正常的一项辅助检查方法。脉搏波形是指将血流通过动脉时动脉内压力上升和下降的情况,用脉搏计描记出来的曲线。临床上也可利用触诊来粗略估计其波形,以了解脉搏搏动情况。通过此项检查可以判断病变部位及相对应的病征。

① 水冲脉,多见于极度贫血、甲亢和先天性动脉导管未闭合。如不能肯定,可高举手臂后再摸,如果是的话,将会非常明显地感觉到。

② 奇脉,又称"吸停脉"。奇脉是急性心包填塞征之一,对于心包积液和缩窄性心包炎有较大的诊断价值。奇脉亦发生于急性肺梗死、末梢循环衰竭、咽喉及气管狭窄、哮喘以及高度肺气肿等。

③ 强弱不定脉,在一些高血压和冠心病的患者中可以见到。

④ 重搏脉,血管紧张度降低时,此回升波增高则可触及,似双峰脉波,称重搏波。重搏脉为一种病理性脉搏。常见于伤寒及长期发热性疾病,亦可见于梗阻性肥厚型心肌病。在颈动脉和股动脉处易触及。

⑤ 间歇脉。常发生于心脏冲动发生异常或传导障碍等。a. 有一定规律的间歇脉,脉搏有规律地出现间歇现象,见于各种早搏二联律或三联律,以及二度房室传导阻滞。b. 无规律的间歇脉,脉搏快慢不一,间歇无一定规律,见于心房纤颤等。

⑥ 赫-洛征,又称"窦性不整脉"。此征实际是窦性心律不齐的脉搏,是迷走神经兴奋性改变的结果,常见于健康人,儿童尤其普遍。

⑦ 数脉,频率快于正常的脉搏。

⑧ 无脉症，主动脉及其分支的慢性进行性炎症。当累及头臂动脉时表现为上肢脉搏减弱或消失，称上肢无脉症；病变累及腹主动脉、髂动脉时引起下肢无脉症，也可因此引起肾动脉狭窄性高血压。

(二) 血压

1. 血压分类标准

血压(BP)的分类标准如表1.7所示。

表1.7　血压的分类标准

类　别	收缩压(mmHg)	舒张压(mmHg)
理想血压	<120	<80
正常血压	<130	<85
正常高值	130～139	85～89
1级高血压(轻度)	140～159	90～99
亚组：临界高血压	140～149	90～94
2级高血压(中度)	160～179	100～109
3级高血压(重度)	≥180	≥110
单纯收缩期高血压	≥140	<90
亚组：临界收缩期高血压	140～149	<90

注：如收缩压和舒张压不在一个级别时，按其中较高的级别分类。

2. 血压变动的临床意义

(1) 高血压：至少3次非同日血压值收缩压≥140 mmHg和(或)舒张压≥90 mmHg为高血压。

(2) 低血压：血压低于90/60 mmHg。常见于体质弱、休克、急性心肌梗死、心包填塞等。

(3) 脉压改变：脉压>40 mmHg为脉压增大，见于主动脉瓣关闭不全、动脉导管未闭、甲亢和严重贫血；脉压<30 mmHg为脉压减少，见于主动脉瓣狭窄、心衰、低血压、心包积液、缩窄性心包炎等。

(三) 中心静脉压

中心静脉压(CVP)是上、下腔静脉进入右心房处的压力，通过上、下腔静脉或右心房内置管测得，它反映右房压，是临床观察血流动力学的主要指标之一，它受心功能、循环血容量及血管张力3个因素影响。通常将右心房和胸腔内大静脉的血压称为中心静脉压。测定CVP对了解有效循环血容量和心功能有重要意义。正常值为0.5～1.2 kPa或0.49～1.18 kPa(5～12 cmH₂O)。

(1) CVP由四部分组成：① 右心室充盈压；② 静脉内壁压；③ 静脉收缩压和张力；④ 静脉毛细血管压。

(2) CVP监测的适应人群：

① 严重创伤、各类休克及急性循环功能衰竭等危重患者。

② 需要进行各类大、中手术,尤其是心血管、颅脑和腹部大手术的患者。
③ 需长期输液或接受完全肠外营养的患者。
④ 需接受大量、快速输血补液的患者。
(3) 中心静脉压与血压的关系如表 1.8 所示。

表 1.8 中心静脉压与血压的关系

CVP	BP	临床意义	处理方法
低	低	血容量不足	充分补液
低	正常	血容量轻度不足	适当补液
高	低	心功能不全或容量相对过多	强心,舒张血管
高	正常	容量血管收缩,肺血管阻力高	舒张血管
正常	低	心输出量低,容量相对不足	补液试验

(4) 补液试验。取等渗盐水 250 mL 于 5~10 min 内给予静脉注入。
① 若 BP 升高,CVP 不变,提示血容量不足。
② 若 BP 不变,CVP 升高 3~5 cmH_2O,提示心功能不全。

(四) 常见症状评估

1. 心源性呼吸困难

心源性呼吸困难为各种心血管疾病引起的呼吸困难。
(1) 病因:左心衰竭引起的肺淤血(最常见)、右心衰竭、心包积液、心脏压塞。
(2) 特点:
① 劳力性呼吸困难:多为首发症状,体力活动时发生或加重,休息后缓解或消失。
② 夜间阵发性呼吸困难:在夜间入睡后突然因胸闷、气急而被憋醒,被迫坐起,呼吸深快。轻者数分钟至数十分钟后症状逐渐缓解,重者可伴有咳嗽、咳白色泡沫痰、气喘、发绀、肺部哮鸣音,称"心源性哮喘"。
③ 端坐呼吸:严重肺淤血的表现。静息状态下患者仍觉呼吸困难,不能平卧,被迫采取高枕卧位、半坐卧位、端坐位,甚至需双下肢下垂。

2. 心源性水肿

心源性水肿是指心血管疾病引起的水肿。
(1) 病因:右心衰竭。
(2) 特点:下垂性、凹陷性水肿,伴有尿少、近期体重增加等。

3. 胸痛

多种循环系统疾病可导致胸痛。
(1) 病因:各型心绞痛、急性心肌梗死、梗阻性肥厚型心肌病、急性主动脉夹层、急性心包炎、心血管神经症等。
(2) 特点:
① 稳定型心绞痛:多位于胸骨后,呈发作性压榨样痛,于体力活动或情绪激动时诱发,休息或含服硝酸甘油后可缓解。

② 急性心肌梗死：疼痛多无明显诱因，程度较重，持续时间较长，可伴心律、血压改变，含服硝酸甘油多不能缓解；胸痛最常位于胸部正中或左侧，放射至左肩或左臂、颈及下颌，位于上腹部不太常见，易被误认为消化不良。ST段抬高型心肌梗死（STEMI）典型胸痛呈突发式、程度稳定并维持30 min以上；非ST段抬高型心肌梗死（NSTEMI）缺血性发作呈渐进式，不会在数分钟之内达到峰强度。

③ 梗阻性肥厚型心肌病：含服硝酸甘油无效甚至加重。

④ 急性主动脉夹层：胸骨后或心前区撕裂样剧痛或烧灼痛，可向背部放射；无心电图ST-T改变的胸部和（或）背部等处剧烈不缓解的疼痛是其最常见的首发症状；升主动脉及主动脉弓部夹层以前胸痛为主，降主动脉夹层以胸背部痛为主；当疼痛向腹部甚至大腿放射时，提示夹层向远端撕裂。

⑤ 急性心包炎：疼痛可因呼吸或咳嗽而加剧，呈锐痛，持续时间较长。

⑥ 心血管神经症：心前区针刺样疼痛，部位常不固定，与体力活动无关，多在休息时发生，伴神经衰弱症状。

4. 心悸

心悸是一种自觉心脏跳动的不适感。

（1）病因：心律失常、心脏搏动增强、心血管神经症。

（2）特点：其严重程度与病情不一定成正比。初次、突发的心律失常，心悸多较明显；慢性心律失常者可无明显心悸；紧张、焦虑及注意力集中时心悸更明显。心悸一般无危险性，但严重心律失常时，可发生猝死。

5. 心源性晕厥

心源性晕厥是指因心排血量骤减、中断或严重低血压引起脑供血骤然减少或停止而出现的短暂意识丧失，常伴有肌张力丧失而跌倒的临床征象。一般心脏供血暂停5 s以上可发生晕厥；超过10 s可出现抽搐，称阿-斯综合征（Adams-Stokes Syndrome）。

病因：严重心律失常、器质性心脏病。

特点：发作时症状常不明显，持续时间短。大部分患者预后良好，反复发作的晕厥是病情严重和危险的征兆。

6. 循环系统常见疾病评估小结

循环系统常见疾病评估要点如表1.9所示。

表1.9　循环系统常见疾病评估要点

评估要点	观察内容	主要疾患
心肌缺血状态	是否胸痛、血压、脉搏、呼吸状态、心电图、精神、心理、生活习惯等	冠心病、心肌梗死
心肌传导功能	脉搏、心电图、发病时机、是否出现发绀、意识状态、是否出现头晕及痉挛	心绞痛、心肌梗死、是否出现心律不齐

评估要点	观察内容	主要疾患
心脏的泵血功能	是否呼吸困难、咳嗽、咳痰,是否存在发绀、颈静脉怒张、水肿、肝肿大,尿量,四肢是否冰冷,皮肤状态,感染症状	心绞痛、心肌梗死、心律不齐、二尖瓣狭窄、心肌病、心内膜炎

（五）心功能分级

1. Killip分级

用于评估急性心肌梗死患者的心功能状态。

（1）Ⅰ级:无肺部啰音和第三心音。

（2）Ⅱ级:肺部有啰音,但啰音的范围小于1/2肺野。

（3）Ⅲ级:肺部啰音的范围大于1/2肺野(肺水肿)。

（4）Ⅳ级:休克。

2. 纽约心脏病协会(NYHA)分级

仅适用于单纯左心衰、收缩性心力衰竭患者的心功能分级。

（1）Ⅰ级:患者有心脏病,但体力活动不受限制。一般体力活动不引起过度疲劳、心悸、气喘或心绞痛。

（2）Ⅱ级:患者有心脏病,以致体力活动轻度受限制。休息时无症状,一般体力活动引起过度疲劳、心悸、气喘或心绞痛。

（3）Ⅲ级:患者有心脏病,以致体力活动明显受限制。休息时无症状,但小于一般体力活动即可引起过度疲劳、心悸、气喘或心绞痛。

（4）Ⅳ级:患者有心脏病,休息时也有心功能不全或心绞痛症状,进行任何体力活动均使不适增加。

第二章 危重患者的营养支持

第一节 营养评估

一、重症患者营养状态及评估

每一位进入重症监护病房的患者都需要进行营养状态的评估,以了解其是否有营养不良的风险。完整的营养评估包括以下内容:

(1) 测量身高、体重,计算体重指数(BMI),进行皮褶厚度、肌肉评估。

(2) 检查是否存在与营养不良相关的体征,如脸色苍白、水肿、腹水等。

(3) 进行血液检测、尿液检测及其他生物标志物检测,包括血清总蛋白、尿蛋白胆固醇、三酰甘油、低密度脂蛋白胆固醇(LDL),以及血红蛋白、血球压积、平均红细胞体积、淋巴细胞计数、氮平衡等指标。

(4) 询问患者饮食习惯、是否酗酒及体重变化、身体活动情况、基础疾病史、用药史等。

二、营养风险筛查

(一) 意义

患者由于疾病等原因存在潜在的或者已经表现出的营养风险,这些与营养相关的风险因素会导致患者出现不利的临床结局。因此,临床医护人员可以应用快速、简便的方法判定患者是否存在营养风险。临床常用的营养风险筛查工具为NRS-2002(nutritional risk screening tool 2002),适用于18~90岁成年住院患者的营养风险筛查。

(二) 评估内容

(1) 营养摄入情况:评估患者过去一周食物摄入情况,包括饮食种类和量。

(2) 营养相关疾病情况:评估患者是否存在营养相关疾病,如消化系统疾病、代谢性疾病。

(3) BMI情况:通过患者身高和体重计算出BMI值进行评估。

(4) 疾病状态:评估患者疾病状态,包括疾病严重程度和导致的功能障碍程度。

(三) 分类

NRS 2002 总评分包括三个部分的总和,即疾病严重程度评分＋营养状态评分＋年龄评分。

(1) 总评分≥3分(或胸水、腹水、水肿且血清蛋白<35 g/L者)表明患者有营养不良或有营养不良风险,即应该开展营养支持治疗。

(2) 总评分<3分:每周复查营养评定。以后复查的结果如果≥3分,即进入营养支持程序。

(3) 如患者计划进行腹部大手术,就在首次评定时按照新的分值(2分)评分,并最终按新总评分决定是否需要营养支持(≥3分)。

(4) NRS 2002疾病种类有限,遇到工作中未出现的疾病时需要采用"挂靠"类似疾病的方法判定。

表2.1为住院患者营养风险筛查NRS 2002评估表。

表2.1 住院患者营养风险筛查NRS 2002评估表

一、患者资料			
姓名		住院号	
性别		病区	
年龄		床号	
身高(cm)		体重(kg)	
体重指数(BMI)		白蛋白(g/L)	
临床诊断			

二、疾病状态				
疾病状态	分数	入院	每周评估记录	出院
骨盆骨折或者慢性病患者合并有以下疾病:肝硬化、慢性阻塞性肺病、长期血液透析、糖尿病、肿瘤	1			
腹部重大手术、中风、重症肺炎、血液系统肿瘤	2			
颅脑损伤、骨髓抑制、加护患(APACHE>10分)	3			
合计				

三、营养状态				
营养状况指标(单选)	分数	入院	出院	备注
正常营养状态	0			
3个月内体重减轻>5%或最近1个星期进食量(与需要量相比)减少20%~50%	1			
2个月内体重减轻>5%或BMI为18.5~20.5或最近1个星期进食量(与需要量相比)减少50%~75%	2			
1个月内体重减轻>5%(或3个月内减轻>15%)或BMI<18.5(或血清白蛋白<35 g/L)或最近1个星期进食量(与需要量相比)减少70%~100%	3			
合计				

四、年龄	
年龄≥70岁	1
五、营养风险筛查评估结果	
营养风险筛查总分数	

处理措施：
1. 总分≥3：患者有营养不良的风险，需开展营养支持治疗。
2. 总分<3：若患者将接受重大手术，则每周重新评估其营养状况

执行者：	时间：

三、体重测量及临床意义

（一）体重指数（BMI）

体重指数被认为是反映营养不良以及肥胖症的可靠指标，等于体重(kg)/[身高(m)^2]。亚洲人BMI的正常值为18.5～24。BMI>24为超重，BMI<18.5为慢性营养不良，BMI<14的危重症患者存活的可能性很小。

（二）氮平衡（NB）

氮平衡是反映一定时间内蛋白质合成和分解代谢动态平衡的一个重要指标，是评价机体营养蛋白质状况的最可靠和最常用的指标。氮平衡(g/d)＝摄入氮量(g/d)－[尿素氮(g/d)＋(3～4)]。

表2.2为营养不良的判断标准。

表2.2 营养不良的判断标准

评定指标	正常范围	营养不良		
		轻度	中度	重度
体重 （理想正常值的%）	>90	80～90	60～80	<60
体重指数	18.5～24	17～18.5	16～17	<16
三头肌皮褶厚度 （正常值的%）	>90	80～90	60～80	<60
上臂肌围 （正常值的%）	>90	80～90	60～80	<60
肌酐身高指数 （正常值的%）	>95	85～95	70～85	<70
白蛋白(g/L)	>30	25～30	20～25	<20
转铁蛋白(g/L)	2.0～4.0	1.5～2.0	1.0～1.5	<1.0
前蛋白(g/L)	>0.2	0.16～0.2	0.1～0.16	<0.1
总淋巴细胞计数	>1 500	1 200～1 500	800～1 200	<800
氮平衡	±1	－5～－10	－10～－15	<－15

四、肠道功能评估

营养支持需要评估肠道功能,如肠道由于疾病原因不能耐受肠内营养,需要考虑是否需要肠外营养、是否需要限制水分、评估营养补充时间长短及预期肠道功能恢复时间。如肠道功能尚好,则考虑给予肠内营养,评估给予的方式、量及预期肠内营养支持需要的时间。短期肠道营养支持可使用鼻胃管、鼻十二指肠管、鼻空肠管。如患者需要长期肠内营养支持,可考虑以胃造瘘或空肠造瘘方式提供营养。

第二节 营养支持

一、肠外营养

(一)定义

肠外营养(TPN)支持可能导致"营养超高生理状态",或简称营养过度,促使患者因营养补充过度而出现呼吸衰竭或危及肝脏。肠外营养适用于有营养不良危险或处于营养不良状态,无法由肠道摄取营养,所需营养素需经静脉途径输入的患者。凡出现下列病症而致胃肠道不能充分利用时可考虑肠外营养,包括:营养不良,胃肠道功能障碍,因疾病或治疗限制不能经胃肠道摄入营养素,高分解代谢状态(如严重感染、手术、创伤及大面积灼伤患者),抗肿瘤治疗期间。必须注意,患者伴有严重水电解质、酸碱失衡,出凝血功能障碍或休克,应先予纠正,待内环境稳定时再考虑肠外营养。肠外营养配方中含有5%~20%浓度不等的葡萄糖,能提供较高的热量。因为葡萄糖含量高,建议葡萄糖浓度≤10%、蛋白质浓度<5%或全营养混合(TNA)渗透压摩尔浓度不超过900 mOsm/L,预期使用肠外营养≤14 d,应选择上肢外周静脉(留置针、中长导管)输注,化疗患者宜使用静脉输液港输注肠外营养,中心血管通路装置可用于所有静脉输注肠外营养患者。

(二)肠外营养的输注方式

1. 单瓶输注

当没有全营养输注条件时,可以使用单瓶营养液输注方式,但由于营养液不能同步输注,不利于营养素的有效利用。

2. "全合一"肠外营养混合液

由医院营养科配置,将各种营养制剂按患者需求遵医嘱混合于3L袋中的营养液。"全":代表这种营养液包含了人体所需的所有基本营养素,包括碳水化合物、氨基酸、脂肪乳、维生素、微量元素和电解质等七大营养要素。"合":强调了这些营养素是按照一定的比例和要求混合在一起的。混合的过程需要在严格无菌的条件下进行,以确保营养液的安全性和有效性。"一":表示所有这些营养素被混合在一个容器中,通常是一个大的输液袋中。

3. "即用型"肠外营养混合液

工业化生产的营养袋,将氨基酸、葡萄糖和脂肪乳剂等营养制剂用隔膜分开,常温下可保存较长时间,临用前用手加压即可撕开隔膜,使各成分立即混合。

(三) 全肠外营养注意事项

(1) 在专门无菌配液室内进行,配液前配液室的台面应紫外线照射60 min。
(2) 配液过程中应严格按照无菌技术操作。
(3) 严格执行"三查七对"制度,加药时要注意各种药物加入顺序,设计最佳操作程序。

(四) "全合一"肠外营养混合液配置顺序

(1) 将微量元素和电解质制剂分别加入氨基酸液及葡萄糖液内,电解质溶液也可加入0.9%氯化钠注射液或葡萄糖氯化钠注射液中。
(2) 将磷酸盐制剂加入氨基酸或高浓度葡萄糖中。复合维生素制剂(同时包含脂溶性和水溶性维生素),可用5%葡萄糖或脂肪乳溶解并稀释(不同制剂的配置操作需参考说明书)。
(3) 用脂溶性维生素乳剂稀释水溶性维生素后,再加入脂肪乳内。
(4) 将配制好的氨基酸溶剂及配置好的葡萄糖溶液先后混入营养袋内,并目测检查液体有无沉淀。
(5) 将配制好的脂肪乳加入已装有氨基酸液及葡萄糖的营养袋内。
(6) 将配制好的溶液轻轻摇匀。
(7) 注意钙和磷不能加入同一配置溶液内,且最后的混合顺序为先磷后钙,保证两者都充分地稀释后最后相互接触。
(8) 维生素C的量一般在1~2 g适宜,保证每升溶液中配置的维生素C不超过2 g。
(9) 避免在肠外营养液中加入其他药物。

图2.1为肠外营养液配制顺序。

(五) 肠外营养过程中的并发症

1. 导管相关并发症

(1) 机械性并发症:均与放置中心静脉导管有关。常见的有气胸、血胸、动脉损伤、神经损伤、胸导管损伤、空气或导管栓塞、静脉血栓形成等。发生后需拔除导管,治疗并发症,从其他静脉另行置管。

(2) 感染性并发症:主要是导管性败血症,是进行肠外营养时最常见、最严重的并发症。可因穿刺时未严格执行无菌技术、导管护理不当、营养液细菌污染、导管放置时间过长或患者存有感染病灶引起。观察患者8 h后仍不退热者,抽血培养,拔除静脉导管做尖端培养,改用周围静脉营养通路,24 h后仍不退热者,遵医嘱用抗生素。预防措施为严格执行无菌穿刺技术、在超净台内配制营养液、营养液24 h输完、使用3 L袋组成全封闭式输液系统、做好导管穿刺处皮肤的消毒护理、避免从导管采血或输血、注意更换输液系统时执行无菌操作等。

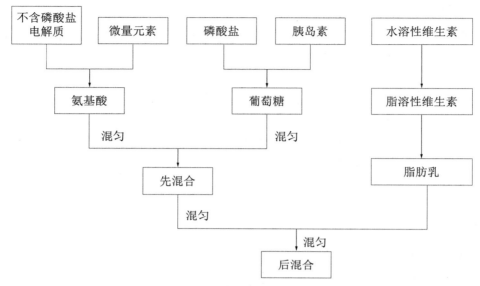

图2.1 肠外营养液配制顺序

(3) 中心静脉导管拔除意外综合征：是指中心静脉导管拔管后发生高血压、心动过速等并发症的临床过程。预防的措施有：在拔管前注意使患者取仰卧位,当患者有脱水症时应避免拔管,导管拔出时嘱患者屏住呼吸,同时注意夹闭导管腔或用手指压在拔管的皮肤切口上,但要避免过度按压或用力摩擦颈动脉,并嘱患者静卧30 min。

2. 代谢性并发症

(1) 糖代谢紊乱：

① 高血糖和高渗性昏迷：因快速大量输入葡萄糖所致。预防措施是葡萄糖的输注速度应小于5 mg/(kg·min),在输注4 h后密切监测血糖水平。如发生高渗性昏迷,应立即停止葡萄糖输入,静脉输注低渗或等渗盐水以纠正高渗环境,内加适量胰岛素以降低血糖,但应避免血浆渗透压下降过快引发急性脑水肿。

② 低血糖：突然中止肠外营养液的输入,而血胰岛素仍处于较高水平,就极易发生低血糖,故肠外营养液输入突然中止应视为禁忌。不应利用同一静脉途径输血或输注其他不含糖类液体而停止肠外营养。对有糖代谢异常者,可用等渗葡萄糖液500 mL作为过渡,然后完全停止肠外营养。

(2) 氨基酸代谢紊乱：以水解蛋白为主要氮源时,易发生高血氨症或氮质血症。目前普遍使用结晶氨基酸液作为氮源,已很少发生高血氨症或氮质血症。

(3) 脂肪代谢紊乱：接受肠外营养治疗3~6周,若肠外营养液中不含脂肪,则可能发生必需脂肪酸缺乏症。预防的最好方法是每天补充脂肪乳剂,每周至少输注脂肪乳剂2次。

(4) 电解质及微量元素缺乏：实施肠外营养时,电解质需要量增加,不注意及时补充时极易发生电解质缺乏症,低钾、低磷、低钙和低镁血症均可出现。微量元素最常见的是锌缺乏,其次为铜缺乏和铬缺乏。凡是长期行肠外营养治疗者,应每天补充微量元素。

3. 肝胆系统并发症

肠外营养时易引起胆汁淤积性肝功能不全,原因很多,其中长期能量过高、肠内长期没有含脂肪食物通过是重要原因。可通过调整营养液用量和配方加以纠正。

4. 其他

长期禁食及使用不含谷氨酰胺PN液,可破坏肠黏膜正常结构和功能,导致肠黏膜上皮绒毛萎缩和变稀、皱褶变平、肠壁变薄,影响肠屏障功能,导致肠细菌易位,引起肠源性感染。在肠外营养液中加入谷氨酰胺有明显保护肠道黏膜屏障的作用。

(六)肠外营养支持的护理

(1)输注过程中注意执行无菌操作,预防感染的发生。
(2)严密观察患者输注肠外营养时是否发生并发症,及时对症处理。
(3)做好营养评估,监测患者营养效果。
(4)预防中心静脉导管的非计划拔管。
(5)尽量采用输液泵控制输注速度。

二、肠内营养

(一)定义

肠内营养(TEN)指在患者不能获取饮食或摄入不足的情况下,经胃肠道提供代谢需要的营养物质及其他各种营养素的营养支持方法。

(二)肠内营养途径的选择

肠内营养途径的选择主要取决于患者胃肠道解剖的连续性、功能的完整性、肠内营养实施的预计时间、有无误吸可能等因素。根据途径不同可以将肠内营养分为口服营养补充和管饲营养支持。

1. 口服营养补充

口服营养补充是肠内营养的首选,适合于能口服摄食但摄入量不足者,是最安全、经济、符合生理要求的肠内营养支持方式。存在营养风险或营养不良时,在饮食基础上补充经口营养补充剂可以改善营养状况,但不影响饮食摄入量。经口营养补充可以减少卧床患者的营养风险和手术后并发症。蛋白质含量较高的口服营养补充剂,可以减少发生压力性损伤的风险。

2. 管饲营养支持

如口服营养补充不能或持续不足,应考虑进行管饲营养支持。管饲的优点在于管饲可以保证营养液的均匀输注,充分发挥胃肠道的消化吸收功能。常见的管饲途径有鼻饲管和经消化道造口置管。

(1)鼻饲管在临床中较为常见,主要用于短期进食障碍患者(一般短于4周),优点是并发症少,价格低廉,容易放置。鼻饲管经鼻腔植入导管,管端可置于胃、十二指肠或空肠等处。根据其位置不同,分为鼻胃管、鼻十二指肠管和鼻空肠管。

(2) 鼻胃管喂养适用于胃肠道连续性完整的患者,缺点是存在反流与误吸的危险。

(3) 鼻十二指肠管或鼻空肠管是指导管前端位于十二指肠或空肠,主要适用于胃或十二指肠连续性不完整(胃瘘、幽门不全性梗阻、十二指肠瘘、十二指肠不全性梗阻等)和胃或十二指肠动力障碍的患者。此法可一定程度上减少营养液的反流或误吸。

经鼻放置导管可导致鼻咽部溃疡、鼻中隔坏死、鼻窦炎、耳炎、声嘶以及声带麻痹等并发症。聚氨酯或硅胶树脂制成的细芯导管比较光滑、柔软、富有弹性,可以提高患者舒适度、减少组织受压迫坏死的风险,能保证鼻饲管的长期应用,尤其适于家庭肠内营养患者。从鼻尖到耳垂再到剑突的距离即为喂养管到达胃部的长度,一般为 55 cm,再进 30 cm 则表示可能已进入十二指肠。置管操作可以在病患者床旁进行,也可在内镜或 X 线辅助下进行。床旁放置肠内营养管可以先放鼻胃管,然后让其自行蠕动进入小肠。置管前给予胃动力药有一定的帮助。导管位置可通过注射空气后听诊、抽取胃液或肠液、X 线透视等方式加以确认。内镜或 X 线辅助下放置鼻肠管的成功率可达 85%～95%。

(4) 经消化道造口管饲肠内营养避免了鼻腔刺激,而且可用于胃肠减压、pH 监测、给药等。适用于营养支持时间较长、消化道远端有梗阻而无法置管者,或不耐受鼻饲管者。消化道造口常见的有胃造口、经皮内镜下胃造口、空肠造口等。

① 胃造口可采取手术(剖腹探查术或腹腔镜手术)或非手术方式实现。

② 经皮胃镜下胃造口术无须全麻,创伤小,术后可立即灌食,可置管数月至数年,能满足长期喂养的需求。

③ 空肠造口可以在剖腹手术时实施,包括空肠穿刺插管造口或空肠切开插管造口。优点在于可减少反流与误吸,并可同时实行胃肠减压,因此尤其适用于十二指肠或胰腺疾病患者,以及需要长期营养支持的患者。为充分利用小肠功能并减少腹泻,插管部位以距屈氏韧带 15～20 cm 为宜。如患者经济条件允许,应尽量使用配套的穿刺设备。

(三) 肠内营养输注方式

1. 注射器间断鼻饲

将营养液用注射器缓慢地注入喂养管内,宜将营养液加热至 37～40 ℃,根据营养液总量分次喂养,每次不超过 400 mL。该方法操作简便,临床一般仅用于经鼻胃管或经皮胃造瘘的患者。一次注入量过多或过快、输入的温度过低等,往往会发生腹泻、恶心、呕吐、反流、吸入性肺炎、胃潴留和堵管等诸多并发症,其中腹泻为最常见并发症,约占肠内营养治疗患者并发症的 5%～30%。

2. 间歇重力输注

将营养液置于输液瓶或袋中,经输液管与喂养管连接,借助重力将营养液缓慢滴入胃肠道内,使用肠内营养泵持续 12～24 h 输注,速度应由慢到快,先调至 20～50 mL/h,根据患者耐受情况逐渐增加。此法在临床上使用较广泛,患者耐受性好。

3. 肠内营养泵输注

肠内营养泵是一种由微电脑控制输液的装置,以精确控制肠内营养液的输注。适于十二指肠或空肠近端喂养的患者,是一种理想的肠内营养输注方式。具有定时、定量功能及空管、堵塞、断流等多种报警提示功能,为危重患者定向、定量、定时地营养输注提供保障,并可模仿胃的蠕动节律,间断向肠内或胃内输送营养液。一般开始输注时速度不宜快,浓度不宜高,让肠道有一个适应的过程,可由每小时40～60 mL开始,逐步增至100～150 mL,浓度亦逐渐增加。

(四) 肠内营养的护理

1. 管道固定

宜采用弹性胶布妥善固定(双固定)肠内营养管,床头交接班时,严格交接肠内营养管的长度数据,预防导管脱出。

2. 确认管道

每次肠内营养前,应检查胃管的位置及是否通畅,胃内有无出血。肠内营养管位置的确认方法如下:

(1) 腹部听诊:听气过水声。

(2) 回抽液pH测试法:胃液的pH范围是0～4,小肠液是6～8.5,使用抗酸药患者胃液的pH可为0～6。

(3) 观察回抽液的颜色:胃液的颜色应该是混浊的草绿色或褐色,小肠液的颜色应该是清亮的金黄色。当肠内营养管在胸膜腔时,可抽出淡黄色液体,易被误认为是小肠液。当肠内营养管在气管时,有误吸的患者可能会抽出类似胃液样的液体。如出现上述情况,应综合判断。

(4) 腹部X线平片法:用X线确定鼻空肠管位置的方法(金标法)。

3. 遵循肠内营养的原则

循序渐进,持续输注,关注六个维度(浓度、温度、速度、量、高度、耐受度),清洁无菌。

4. 冲洗和监测胃残余量

(1) 方法一:每4～6 h抽胃内残留量并冲洗,胃残留量>200 mL时,应评估患者有无恶心、呕吐、腹胀、肠鸣音异常等不适症状;如有不适,应减慢或暂停喂养,遵医嘱调整喂养方案或使用促胃肠动力药物;胃残留量>500 mL,宜结合患者主诉和体征考虑暂停喂养。

(2) 方法二:床边B超监测胃残余量。健康人或重症患者床旁超声检查评估胃残余量的测量结果与其胃内容物量有良好的线性关系。通过超声检查测量胃窦横截面积(CSA)评估胃残余量的具体操作如下:患者仰卧位,床头抬高30°(若椎体或骨盆骨折,则床整体斜坡抬高30°),将凸阵超声探头放置在患者腹上区,探头与身体纵轴平行,指示点指向患者头侧,探头自左向右滑动扫描,依次可观察胃底、胃体及幽门切面,获取幽门部矢状位横截面图像,测量前后径(D_{ap})及头尾径(D_{cc}),根据公式:$CSA(cm^2)=(D_{ap} \times D_{cc} \times \pi)/4$,胃容量$(mL)=27.0+14.6 \times CSA-1.28 \times$年龄。一项系统性回顾分析结果显示:若测得胃内容量>1.5 mL/kg,提示存在高误吸风险。

5. 并发症的护理

(1) 感染性并发症:误吸、吸入性肺炎。

误吸会导致不同程度肺部并发症的发生，预防措施为：

① 进食后半小时暂禁吸痰和搬动患者，翻身时暂停肠内营养。无特殊体位禁忌时，喂养时应抬高床头30°～45°，喂养结束后宜保持半卧位30～60 min。

② 对于反流和误吸明显的患者，可以给予幽门后鼻肠管置入的方法。

③ 分次推注和间歇重力滴注，每次喂养前应检查胃残余量，重症患者持续经泵输注时，应每隔4～6 h检查胃残余量。

④ 人工气道患者做好定时气囊压力监测。

⑤ 做好患者口腔护理，每6～8 h一次。

（2）机械性并发症：鼻咽及食道损伤，管道堵塞。

① 鼻咽及食道损伤预防措施：经鼻置管常引起患者鼻咽部不适，可采用细软材质的喂养管，用油膏涂拭鼻腔黏膜起润滑作用，防止鼻咽部黏膜长期受压而产生溃疡。长期置管时，根据导管说明书要求每隔一段时间重新从另一侧鼻腔置入。

② 管道堵塞预防措施：

a. 患者翻身、床上活动时防止压迫、折叠、扭曲、拉扯喂养管，对清醒患者做好导管护理健康宣教。

b. 每次肠内营养输注前后、连续输注过程中每间隔4 h、特殊注药前后，均以温开水20～30 mL脉冲式冲洗管道，防止营养液残留堵塞管腔。

c. 喂养管注入药物前，务必参考药物说明书，药物经研碎、溶解后再注入，避免与营养液混合而凝结成块附着在管壁或堵塞管腔。

d. 一旦发生堵管，立即用温开水反复脉冲式冲管并回抽。若无效，可使用5%碳酸氢钠溶液20～30 mL冲洗喂养管，必要时更换喂养管。

（3）消化道并发症：腹胀、腹泻、恶心呕吐。

① 可使用肠内营养耐受评分表（表2.3）每4～6 h评估患者肠内营养耐受性情况。若患者出现腹痛、腹胀、腹泻、恶心、呕吐，应查明原因，采取针对性措施，如减慢速度、降低浓度，减少用量或遵医嘱应用促胃肠动力药物。若对乳糖不耐受，应改用无乳糖配方营养制剂。

表2.3 肠内营养耐受性评分表

项目	0分	1分	2分	3分
腹痛/腹胀	无	轻度	感受明显，会自行缓解，或腹内压15～20 mmHg	严重腹胀/腹痛感，无法自行缓解，或腹内压>20 mmHg
恶心/呕吐	无	有轻微恶心，无呕吐	恶心呕吐，但不需要胃肠减压，或胃残余量>250 mL	呕吐，需要胃肠减压，或残留量>500 mL
腹泻	无	稀便3～5次/d，且量<500 mL	稀便>5次/d，且量为500～1 500 mL	稀便>5次/d，且量>1 500 mL

注：0～2分：继续肠内营养，维持原速度，对症治疗；3～4分：继续肠内营养，减慢速度，2 h后重新评估；≥5分：暂停肠内营养，重新评估或更换输注途径。

② 配置的肠内营养制剂常温保存不宜超过4 h，超过4 h应置于冰箱冷藏，24 h内未用完应丢弃。成品肠内营养制剂根据产品说明书进行保存。

③ 管饲用具用后应及时清洁，管饲注射器应放置在清洁密闭的容器中保存备用。

(4) 代谢性并发症:糖代谢紊乱、电解质失衡。
① 注意监测血糖变化,以及时发现高血糖和高渗性非酮性昏迷。
② 记录液体出入量,监测电解质变化,防止水、电解质失衡。
③ 定期监测肝、肾功能,进行人体测量和氮平衡试验,动态评价肠内营养支持效果和安全性,必要时调整营养支持方案。

6. 胃造瘘/空肠造瘘管护理

(1) 应对造瘘周围皮肤定期进行消毒和更换敷料,保持周围皮肤清洁、干燥。
(2) 置管后48 h,可轻柔旋转导管90°再回位,1次/d,逐步旋转增加180°~360°再回位。
(3) 外固定装置应与腹壁皮肤保持0.5 cm间距。

第三节 预防肠内营养患者营养管堵塞集束化护理措施与核查

一、集束化护理措施

(1) 根据患者情况选择合适材质、管径的营养管,原则上营养液黏稠度越高选择的营养管管径应越大,优先选择聚氨酯材质的营养管。
(2) 营养液黏稠度宜稀薄或呈乳状悬浮液。
(3) 优先推荐使用营养泵匀速输注营养液。从较慢速度开始,直至患者耐受的目标速度。
(4) 冲管方法正确:
① 喂养前后、给药前后及导管夹闭超过24 h,均应进行冲管,宜使用20~30 mL生理盐水、灭菌注射用水或温开水进行脉冲式冲管。
② 持续喂养过程中至少每4 h脉冲式冲管一次。
③ 对长期管饲或使用鼻肠管的患者,可将胰酶片在温水中充分溶解后冲封管。
④ 应在喂养结束冲管后盖保护帽。
(5) 管饲药物方法正确:
① 管饲注药每次只能给一种药物。
② 管饲药物颗粒及片剂需研磨成细粉。
③ 管饲药物不能直接加入营养液中。
(6) 长期置管时,应每隔4~6周更换导管至另一侧鼻腔。

二、集束化护理核查表

预防肠内营养患者营养管堵塞集束化护理核查表如表2.4所示。

表2.4 预防肠内营养患者营养管堵塞集束化护理核查表

核查日期：　　　　　　　　　　　　　核查人：

科室：	床号：
性别：	患者姓名：
住院号：	

请勾选是否确实执行

项目	是	否
1. 营养管选择合理	□是	□否
2. 营养液黏稠度宜稀薄或呈乳状悬浮液	□是	□否
3. 使用营养泵匀速输注，速度适宜	□是	□否
4. 冲管方法正确		
4.1 喂养前后、给药前后使用温开水20~30 mL脉冲式冲管	□是	□否
4.2 持续喂养过程中至少每4 h脉冲式冲管一次	□是	□否
4.3 长期管饲及使用鼻肠管时合理冲封管	□是	□否
5. 管饲药物方法正确		
5.1 每次只能给一种药物	□是	□否
5.2 颗粒及片剂须研磨成细粉	□是	□否
5.3 药物不能直接加入营养液中	□是	□否
6. 遵说明书更换营养管	□是	□否

不同材质营养管区别如表2.5所示。

表2.5 不同材质营养管区别

管路材质	同等外径下的内径	使用时间	舒适度
聚氯乙烯	中等	短期	差
硅胶	最小	长期	中等
聚氨酯	最大	长期	舒适

液体黏稠度如表2.6所示。

表2.6 液体黏稠度

黏稠度分度	黏稠度	示意图	描述
稀薄	1~50 cP	—	液体，包括水、牛奶、果汁、咖啡、茶、碳酸饮料等
糖浆样	51~350 cP		放置于匙内被缓慢倒出时，可以一滴一滴分开落下，类似于未凝固的明胶
蜂蜜样	351~1750 cP		缓慢倒出时，呈现连续的液线，无法分离成液滴状，类似真正的蜂蜜
布丁样	>1750 cP		缓慢倒出时，黏着在一起呈团块状落下，类似布丁

注：1厘泊(1 cP)＝1毫帕斯卡·秒(1 mPa·s)。

第三章 镇静镇痛评估

第一节 危重患者疼痛评估

一、了解病史

(一)疼痛部位

对于疼痛部位的判断,要考虑是局部一点疼痛还是多点疼痛,扩散部位及放射方向如何,一侧还是双侧疼痛,疼痛部位与肿瘤或放射学诊断结果是否相符。

(二)疼痛时间

对于疼痛时间的判断,要考虑是白天还是晚上疼痛,持续性痛还是间歇性痛,疼痛呈波动性还是静止性,是否具有其他特点。

(三)疼痛性质

某些疼痛特征可以提示疼痛的病理性质。例如疼痛是否剧烈,是表现为刺痛、烧灼痛、放电痛、牵拉痛、压迫痛,还是表现为痉挛痛等。

(四)可能改变疼痛的因素

安静或运动、身体负担、所用治疗方法等许多因素以及家庭情况,均可能对疼痛产生较大的影响,应予以了解。对于身体其他症状,如失眠、恶心、呕吐、便秘等,也应鉴别产生的原因。

二、疼痛评估内容

强度、时间频率变化、部位、性质、伴随症状、治疗效果(加重或缓解)、患者情绪反应、对患者睡眠及活动功能的影响。

三、疼痛程度的评估

疼痛程度的评估直接关系到治疗护理措施的选择,从而影响止痛效果。但由于对疼痛的评估缺乏特异性的客观指标,因此,临床上主要依靠患者的主观描述。国内外应用的疼痛评分量表很多,下面介绍几种评估量表供大家选择。

(一) 0~5描述疼痛量表(VRS-5)

VRS-5(the 5-point Verbal Rating Scale,表3.1)是加拿大McGill疼痛量表的一部分,客观存在的每个分级都有对疼痛程度的描述,容易被医护人员和患者接受,但是精准度不够,有时患者很难找出与自己疼痛程度相对应的评分。该量表适用于老年和低水平教育患者。

表3.1 VRS-5

分级	描述
0级	无疼痛
1级	轻微疼痛:可忍受,能正常生活睡眠
2级	中度疼痛:轻度干扰睡眠,需用止疼药
3级	重度疼痛:干扰睡眠,需用麻醉止疼剂
4级	剧烈疼痛:干扰睡眠较严重,伴有其他症状
5级	无法忍受的疼痛:严重干扰睡眠,伴有其他症状或被动体位

(二) 0~10数字疼痛量表(NRS-11)

NRS-11(the 11-point Numeric Rating)含0~10共11个点,表示从无痛到最痛,容易被医务人员掌握,也可将此量表给患者自测,容易被患者理解。但其尺度患者难以掌握,个体随意性较大,具体如图3.1及表3.2所示。

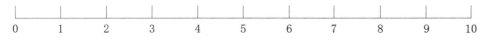

图3.1 NRS-11疼痛分级

表3.2 NRS-11

疼痛等级	评分	临床表现	
无痛	0	无痛	
轻度疼痛 (不影响睡眠)	1~3分	安静平卧不痛,翻身、咳嗽、深呼吸时疼痛	1分:安静平卧不痛,翻身咳嗽时疼痛
			2分:咳嗽疼痛,深呼吸不痛
			3分:安静平卧不痛,咳嗽深呼吸疼痛
中度疼痛 (入睡浅)	4~6分	安静平卧时疼痛,影响睡眠	4分:安静平卧时间歇疼痛
			5分:安静平卧时持续疼痛
			6分:安静平卧时疼痛较重
重度疼痛 (睡眠严重受扰)	7~10分	翻转不安、无法入睡、全身大汗、无法忍受	7分:疼痛较重,翻转不安,疲乏,无法入睡
			8分:持续疼痛难忍,全身大汗
			9分:剧烈疼痛无法忍受
			10分:最疼痛,生不如死

(三) 视觉模拟评分量表(VAS)

画一长10 cm直线,两端分别标明"0"和"10","0"端代表无痛,"10"端代表最严重的疼痛,让患者在直线上标出自己疼痛的相应位置,该长度即为疼痛评分值。VAS(Visual Analogue Scale)适合7岁以上患者,轻度疼痛小于3 cm,中度疼痛为3~6 cm,重度疼痛大于6 cm。它是疼痛评分方法中最敏感的方法,大多数止疼药物和止疼试验研究使用此量表作为效果评价标准。但是刻度较为抽象,不适用于文化程度较低或认知损害者(图3.2)。

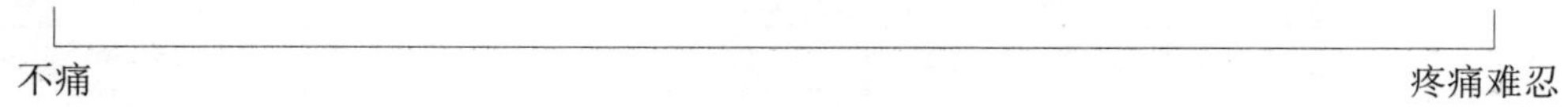

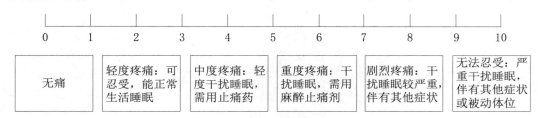

图3.2　VAS疼痛分级

（四）长海痛尺

长海医院根据自己的临床经验及应用体会,创制了"长海痛尺",解决了0~10数字疼痛量表评估时的困难和随意性过大这一突出问题,也解决了单用0~5描述疼痛量表时的精度不够问题,如图3.3所示。

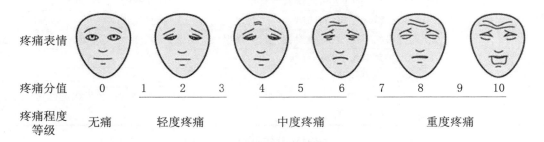

图3.3　长海痛尺

（五）脸谱示意图评分法

该法特别适用于急性疼痛者,老人、小儿以及文化程度较低者、表达能力丧失者及认知功能障碍者,评估时让患者选择一张最能表达自己疼痛的脸谱,如图3.4所示。

图3.4　脸谱示意图评分法

（六）Prince-Henry评分法

此方法主要适用于胸腹部大手术后的患者和气管插管不能讲话者,术前训练患者用手势表达疼痛的程度。从0分到4分共分5级。

Prince-Henry评分法如表3.3所示。

表3.3 Prince-Henry评分法

评分	描述
0分	咳嗽时无疼痛
1分	咳嗽时才有疼痛发生
2分	深度呼吸时即有疼痛发生,安静时无疼痛
3分	静息状态下即有疼痛,但较轻,可以忍受
4分	静息状态下即有疼痛,难以忍受

(七)重症无法言语的患者疼痛观察工具(CCPOT)

CCPOT如表3.4所示。

表3.4 CCPOT

观察事项	描述及评分	
面部表情	0=放松的,无特殊面部表情	
	1=绷紧的:皱眉,眉毛低垂,眼眶紧或提肌收缩	
	2=面部扭曲,所有以上表情伴眼睑紧闭	
肢体活动	0=没有活动	
	1=防卫状态:蜷缩,缓慢	
	2=烦躁不安:牵拉管子,试图坐起,爬出床,辗转反侧	
肌肉紧张程度	0=松弛的:弯曲四肢时无阻力	
	1=紧张,僵硬:在弯曲四肢时有抵抗	
	2=非常紧张,僵硬:在弯曲四肢时剧烈抵抗	
通气依从性或发出声音	辅助通气者	拔管及有发出声音者
	0=与呼吸机同步(人机协调),没有报警	0=安静的、正常音调
	1=断断续续地警报,有咳嗽	1=叹气,呻吟
	2=与呼吸机不同步(人机对抗),频繁警报	2=哭泣,呼吸急促
活动时疼痛情况	0=提供护理时没有疼痛症状	
	1=拒绝活动,反抗普通活动	
	2=在进行基础护理或者开展治疗时有疼痛表现(比如:面部扭曲,发出呻吟声,心率或血压突然出现波动)	

注:CCPOT分为0~10分,其中0代表不痛,10分代表最痛;≥3分就代表有测量意义。

(八)重症疼痛观察工具(CPOT)

CPOT如表3.5所示。

表3.5 CPOT

观察事项	描述	评分
面部表情	无肌紧张	松弛:0
	皱眉,眼周肌肉收缩	紧张:1
	以上面部变化加眼睑紧闭:面部所有肌肉收缩	怪脸:2

观察事项	描述	评分
躯体活动	无活动（未必无疼痛）	无运动：0
	缓慢、谨慎活动，触摸或摩擦疼痛部位，寻求留意	防卫：1
	始终活动牵拉导管，试图坐立，活动四肢/摆动，不服从指令，攻击医护人员，试图起床	烦乱不安：2
肌肉张力	对被动活动无抵抗	松弛：0
	抵抗被动活动	紧张、僵硬：1
	强烈对抗被动活动，但无力完成	非常紧张、僵硬：2
呼吸机应从性（插管患者）或发声（已拔管患者）	未触发报警，通气易行	耐受呼吸机或活动：0
	报警自行停止	咳嗽但可耐受：1
	协调障碍：阻碍通气，频繁激活报警	人机对抗：2
	语调正常或无声交谈	0
	叹气，呻吟	1
	喊叫，呜咽	2

注：CPOT分为0～8分，其中0代表不痛，8分代表最痛；≥3分就代表有测量意义。

（九）重症行为疼痛量表（BPS）

BPS如表3.6所示。

表3.6 BPS

观察事项	评分及描述			
	1分	2分	3分	4分
面部表情	放松	部分紧张	完全紧张	扭曲
上肢运动	无活动	部分弯曲	完全弯曲	完全回缩
通气依从性（插管）	完全耐受	呛咳，大部分时间耐受	对抗呼吸机	不能控制通气
发声（非插管）	无疼痛相关发声	呻吟≤3次/min且每次持续时间≤3 s	呻吟＞3次/min或每次持续时间＞3 s	咆哮或使用"哦""哎哟"等言语抱怨，或屏住呼吸

注：插管和发声两者不能重复评，每个方面1～4分，总分3～12分。3分代表没有疼痛相关行为反应，12分代表最强烈的疼痛行为反应。

（十）小儿疼痛评估

1. 小儿疼痛评估概述

这是一种结合小儿的表情、动作行为等进行评分的方法。Buttner和Finke发现当预测患者是否有镇痛需求时，五种行为指针较可靠、特异和敏感。这五种行为指针分别是面部表情、呻吟/哭泣、腿的姿势、身体姿势和是否坐立不安。因此，很多疼痛观察量表都用了这五种行为指针。

（1）CRIES（Crying, Requires O_2 Sturation, Increased Vital Signs, Expression, Sleeplessness）评分：通过哭泣、呼吸、循环、表情和睡眠等进行评估。分值0～10分。分值越高，疼痛越严

重。推荐用于婴幼儿术后疼痛评估。

(2) FLACC(Face, Legs, Activity, Crying, Consolability)评分:常用于1~18岁患儿术后疼痛的评估,涉及面部表情、腿、体位、哭泣、可安慰程度,是住院手术患儿首推的评估方法。分值0~10分。分值越高,认为疼痛越严重。

(3) CHEOPS疼痛评分(Children's Hospital of Eastern Ontario Pain Scale):本疼痛行为评分包含6项疼痛行为类型——哭闹、面部表情、言语、躯体活动、伤口可触摸程度、腿部运动(Cry, Facial, Child Verbal, Torso, Touch, Legs)。每个类别的分值为0~2分或者1~3分,总分值为4~13分,总分低于6分认为没有疼痛。因其分值与其他量表的统计方法不同,评估内容较复杂,在繁忙的临床工作中不太实用。推荐用于1~18岁儿童。

(4) Comfort评分:通过观察患儿警觉程度、平静或激动、呼吸反应、体动、血压、肌肉张力、面部紧张程度等了解患儿镇静舒适程度,往往用于辅助上面介绍的各种疼痛评分方法。该方法主要用于小儿ICU患者的观察,从新生儿到17岁都适用。共包括8个项目,每一个项目评分为1~5分,总分为40分。该方法将镇静程度分为3级:8~16分为深度镇静;17~26分为轻度镇静;27~40分为镇静不足、躁动。其中,17~26分(轻度镇静)为最佳镇静。

2. 小儿疼痛评估注意事项

(1) 不同年龄阶段使用不同的评估方法是准确进行疼痛评估的保证。在选择合适的疼痛评估方法时,儿童认知水平、语言能力、种族/文化背景、疼痛评估方法特性(如信度和效度)等因素也应考虑在内。

(2) 任何一种方法都不能准确有效地评估所有儿童所有类型的疼痛,多种评估方法的联合使用有助于提高疼痛评估的准确性。疼痛评分不能作为给予止痛药物的唯一指导。

(3) 条件允许时,患儿的自我评估应作为首选的疼痛评估方法。但对于3~5岁的儿童,因为自我评估的信度和效度不高,需结合一种观察性的评估方法进行疼痛程度评估。对于不能交流的患儿,应考虑充分使用一些非客观的指标(比如动作和表情)、生理参数(比如血压、心率、呼吸频率、流泪、出汗等)以及这些参数在镇痛治疗前后的变化和特殊的疼痛评估方法(比如行为学评分)。

(4) 为了有效地评估疼痛,必须与患儿、家长或监护人及疼痛管理的相关人员进行交流。

(5) 按时有规律地进行疼痛评估和记录才能保证疼痛治疗的有效性和安全性,任何干预治疗后要评估其效果和不良反应。

(6) 患儿可能会惧怕医生护士,因此当医生护士来到床前实施疼痛评估时,患儿当时的面部表情可能不能反映其疼痛程度,这在临床工作中应引起重视。

(7) 需要对开展评估工作的医务人员进行关于疼痛相关的知识教育和评估方法的学习,提高其熟练程度和准确性。

(8) 对于存在认知功能障碍的患儿,可以选择:儿童非交流疼痛清单(Non-Communicating Children's Pain Checklist Postolperative Version, NCCPC-PV),适用于3~19岁儿童;儿童疼痛概要(the Plediatric Pain Profile, PPP),适用于1~18岁儿童;改良FLACC评分,适用于4~19岁儿童。

四、疼痛记录方法

（1）疼痛作为第五生命体征，所有新入院患者都要评估，首次评估8 h内完成。

（2）入院患者及转入患者首次评分"0"分后不继续再评，体温单及护理记录单记录一次即可。

（3）"1~3"分每天评估并记录一次（如11:00评估），记录于体温单。

（4）"4~6"分每天评估并记录二次（间隔4 h，如11:00、15:00评估），记录于体温单。

（5）"7分以上"每天评估并记录三次（分别间隔4 h，如11:00、15:00、19:00评估），记录于体温单。

（6）记录疼痛评分时，应具体写明所使用的疼痛测量方法。

（7）静脉给药后15 min、皮下肌肉给药后30 min、口服用药后60 min复评。

（8）术后使用镇痛泵者，每天评估一次（如11:00评估），患者有疼痛时，按相应要求评估。

（9）如疼痛评分≥4分，需制定护理计划并根据患者病情制定相应护理措施。

（10）出现爆发痛：评分6分以下根据医嘱用镇痛药，每半小时复评一次至3分以下即可；评分7分以上者，首次复评后，每半小时评分一次，需连续4次评分至分值≤3分，转为常规评分并记录于体温单。

五、疼痛持续质量追踪

（一）科室内质量追踪

由疼痛专业组网络成员负责科室内的日常督察工作，设置疼痛督察记录本，根据科室情况确定疼痛督察频次，至少每周一次，对存在的问题可以在疼痛专业工作群中讨论。

（二）院内质量追踪

由疼痛专业组核心成员对院内各科室疼痛的规范记录开展情况进行督察，每季度督察一次，并纳入到表格质控和临床护理检查中进行质控，对存在的问题及时记录，现场给予反馈以指导改进，并在每季度疼痛质量分析会上作反馈。

第二节 危重患者镇静状态及评估

患者理想的镇静水平是既能保证患者安静入睡又容易被唤醒。应在镇静治疗时就评估患者镇静水平，定时、系统地进行评估和记录，并据此调整镇静用药以达到并维持所需的镇静水平。目前临床常用的镇静评分系统有Ramsay评分法，Riker镇静、躁动评分法（SAS），肌肉活动评分法（MAAS）及Richmind躁动镇静评分法（RASS）等主观性镇静评分，以及脑电双频指数(BIS)等客观性镇静评估方法。评估成年危重患者镇静质量与深度最为有效的工具是RASS及SAS评分表。

一、镇静和躁动的主观评估

(一) Ramsay 评分法

Ramsay评分法分为六级,分别反映三个层次的清醒状态和三个层次的睡眠状态。Ramsay评分被认为是可靠的镇静评分标准,但缺乏特征性的指标来区分不同的镇静水平(表3.7)。

表3.7 Ramsay评分法

分值	描述
1分	患者焦虑、躁动不安
2分	患者配合,有定向力,安静
3分	患者对指令有反应
4分	嗜睡,对轻叩眉间或大声听觉刺激反应敏捷
5分	嗜睡,对轻叩眉间或大声听觉刺激反应迟钝
6分	嗜睡,无任何反应

(二) Riker镇静、躁动评分法(SAS)

Riker镇静、躁动评分法(SAS)根据患者7项不同的行为对其意识和躁动程度进行评分(表3.8)。

表3.8 SAS

分值	定义	描述
7分	危险躁动	拉拽气管内插管,试图拔除各种导管,翻越床栏,攻击医护人员,在床上辗转挣扎
6分	非常躁动	需要保护性束缚并反复语言提示劝阻,咬气管插管
5分	躁动	焦虑或身体躁动,经言语提示劝阻可安静
4分	安静合作	安静,容易唤醒,服从指令
3分	镇静	嗜睡,语言刺激或轻轻摇动可唤醒并能服从简单指令,但又迅速入睡
2分	非常镇静	对躯体刺激有反应,不能交流及服从指令,有自主运动
1分	不能唤醒	对恶性刺激无或仅有轻微反应,不能交流及服从指令

(三) 肌肉活动评分法(MAAS)

MAAS自SAS演化而来,通过7项指标来描述患者对刺激的行为反应,对危重患者也有很好的可靠性(表3.9)。

表3.9 MAAS

分值	定义	描述
7分	危险躁动	无外界刺激就有活动,不配合,拉扯气管插管及各种导管,在床上翻来覆去,攻击医务人员,试图翻越床栏,不能按照要求安静下来

续表

分值	定义	描述
6分	躁动	无外界刺激就有活动,试图坐起或将肢体伸出床沿。不能始终服从指令(如能按要求躺下,但很快又坐起来或将肢体伸出床沿)
5分	烦躁但能配合	无外界刺激就有活动,摆弄床单或插管,不能盖好被子,能服从指令
4分	安静、配合	无外界刺激就有活动,有目的地整理床单或衣服,能服从指令
3分	触摸、叫姓名有反应	可睁眼、抬眉,向刺激来源方向转头,触摸或大声叫名字时有肢体活动
2分	仅对恶性刺激*有反应	可睁眼、抬眉,向刺激来源方向转头,恶性刺激时有肢体活动
1分	无反应	恶性刺激时无活动

*恶性刺激指吸痰或用力按压眼眶、胸骨或甲床5 s。

(四)Richmind 躁动镇静评分法(RASS)

RASS 如表3.10所示。

表3.10 RASS

分值	定义	描述
+4分	有攻击性	有暴力行为
+3分	非常躁动	试着拔出呼吸管、胃管或静脉点滴
+2分	躁动焦虑	身体激烈移动,无法配合呼吸机
+1分	不安焦虑	焦虑、紧张,但身体只有轻微的移动
0分	清醒平静	清醒自然状态
−1分	昏昏欲睡	没有完全清醒,但可保持清醒超过10 s
−2分	轻度镇静	无法维持清醒超过10 s
−3分	中度镇静	对声音有反应
−4分	重度镇静	对身体刺激有反应
−5分	昏迷	对声音及身体刺激都无反应

注:镇静目标:白天0~−2分,夜间−1~−3分。

二、镇静的客观评估

客观性评估是镇静评估的重要组成部分。但现有的客观性镇静评估方法的临床可靠性尚待进一步验证。目前报道的指标有脑电双频指数(BIS)、心率变异系数及食管下段收缩性等。BIS 是一种脑电信号分析方法,分析脑电信号频率、波幅、频率与波幅之间的关系等指标,通过计算机技术转化为一个量化指标。

BIS 值是一个无单位的简单数值,范围为0(完全无脑电活动)~100(清醒状态)。

(1) 65~85:患者处于睡眠状态。

(2) 40~65:处于全麻状态。

(3) <40:大脑皮层处于抑制状态。

临床适度镇静的BIS 值范围:58.5~82.5。

第三节 镇静镇痛集束化管理

镇静镇痛集束化策略是一种创新的镇静镇痛管理策略,即 ABCDEF Bundle,该策略包括包括疼痛的评估、预防及管理(Assess,Prevent and Manage Pain),自主觉醒与自主呼吸试验(Both Spontaneous Awakening Trials and Spontaneous Breathing Trials),镇痛和镇静药物的选择(Choice of Analgesia and Sedation),谵妄的监测和处理(Delirium Monitoring),早期活动(Early Exercise)和家庭成员参与(Family Engagement)6项内容。研究表明,应用镇静镇痛集束化策略能有效预防ICU患者呼吸机相关性肺炎、ICU获得性谵妄、ICU获得性肌无力等并发症的发生,且能改善患者预后。

一、镇静镇痛集束化策略内容

(一)疼痛的评估、预防以及管理(A)

2013年"PAD(疼痛、躁动、谵妄)指南"明确指出,疼痛、躁动以及谵妄三者之间是存在明确相关性的,因此新版 ABCDEF 策略加入了对患者疼痛的评估以及管理一项。由于ICU患者的特殊性(行机械通气),可采用重症患者疼痛观察量表(the Criticalcare Pain Observation Tool,CPOT)或者行为疼痛评估量表(Behavior Pain Scale,BPS)对ICU患者从面部表情、肢体运动、呼吸机配合度以及肌肉紧张度等方面评估患者疼痛水平,据此调节镇痛药物使用种类及剂量,以预防躁动、谵妄的发生。

(二)自主觉醒试验和自主呼吸试验(B)

自主觉醒试验(Spontaneous Awakening Trials,SATs)和自主呼吸试验(Spontaneous Breathing Trials,SBTs)需要由医护团队合作执行。提倡根据患者生物节律于每日清晨对患者实施唤醒,在保证SATs安全性的前提下,进一步执行SBTs。

(三)镇痛和镇静药物的选择(C)

1. 镇静深度的控制

为机械通气患者进行镇静治疗的初衷是为了增加患者对呼吸机的耐受性,防止其焦虑和躁动,因此提出了浅镇静理念,即 RASS 评分大于-2分。但在工作中镇静深度要考虑到患者的实际需要。

2. 镇静药物的选择

2013年"PAD(疼痛、躁动、谵妄)指南"已明确指明,苯二氮卓类药物会增加谵妄发生率,对于存在谵妄风险的患者应避免使用,而右美托咪定可能会对预防谵妄的发生有意义,对谵妄的治疗也有一定效果,ICU镇静应首选非苯二氮卓类药物。

（四）谵妄的监测及处理（D）

每日对患者进行谵妄评估，在RASS评分出现波动时进行谵妄的随时监测，是谵妄管理的一项重要措施。

（五）早期活动（E）

早期活动可缩短患者住院时间。早期被动运动与早期主动运动包括床上坐起、站在或坐在床边以及床旁活动。

（六）家庭成员参与（F）

来自家庭的支持可帮助患者有效应对ICU中陌生的环境，促进患者定向力的恢复，可适当增加家属陪伴时间。

二、ABCDEF镇静镇痛集束化管理实施方法

ABCDEF镇静镇痛集束化管理的实施是一个复杂的过程，需要由医生、护士、呼吸治疗师及物理治疗师组成的团队，将安全规范的措施作为整体加以实施，并使其成为每天的常规工作。其有效实施需要跨学科的团队成员之间经常进行有效的沟通。具体实施方法如下。

（一）每日唤醒及呼吸协调

每日唤醒的实施首先需要制定团队成员的工作准则，如护士负责自主觉醒试验（SATs）、呼吸治疗师负责自主呼吸试验（SBTs）、执业医师决定拔管时机，这项措施实施所遵循的方法如下：

1. 执行SATs及SBTs的方法

第一步：护士判断执行SATs的安全性。
(1) 患者应用镇静剂是否为了控制癫痫发作？
(2) 患者应用镇静剂是否因为患者有酒精戒断症状？
(3) 患者是否应用了麻痹剂（肌肉阻滞剂）？
(4) 患者Richmond RASS评分是否大于2分？
(5) 患者过去24 h内是否有心肌缺血发生？
(6) 患者颅内压是否大于20 mmHg（1 mmHg=0.133 kPa）？
(7) 患者使用镇静剂是否是为了控制颅内压？
(8) 患者是否正在接受体外膜氧合（ECMO）治疗？

第二步：护士进行SATs，若患者符合下列之一即为SATs失败。
(1) RASS评分>2分，持续5 min或5 min以上。
(2) 血氧饱和度<88%，持续5 min或5 min以上。
(3) 呼吸>35次/min，持续5 min或5 min以上。

(4) 急性心律不齐;

(5) 颅内压>20 mmHg;

(6) 出现2种或更多以下呼吸困难症状:呼吸每分钟增加≥20次、心率<55次/min、辅助呼吸肌参与呼吸、胸腹矛盾呼吸、出汗或明显的呼吸困难。

第三步:呼吸治疗师判断执行SBTs的安全性。

(1) 患者是否长期应用呼吸机或存在呼吸机依赖?

(2) 血氧饱和度是否小于88%?

(3) 呼吸机供氧浓度是否大于50%?

(4) 呼吸机给予的呼气末正压(PEEP)是否大于7 cmH$_2$O?

(5) 患者过去24 h内是否有心肌缺血?

(6) 患者颅内压是否大于20 mmHg?

(7) 患者使用镇静剂是否是为了控制颅内压?

(8) 患者是否应用血管活性药物维持血压?

(9) 患者是否能自主呼吸?

第四步:呼吸治疗师进行SBTs,若患者符合下列之一即为SBTs失败。

(1) 呼吸>35次/min,持续5 min或者5 min以上。

(2) 呼吸频率<8次/min;

(3) 血氧饱和度<88%,持续5 min或者5 min以上。

(4) 颅内压>20 mmHg。

(5) 出现2种或更多以下呼吸困难症状:辅助呼吸肌参与呼吸、胸腹矛盾呼吸、出汗、呼吸困难、突发精神状态变化、急性心律失常。

2. 执行脱机试验的方法

第一步:SATs安全性评估。

如果通过,进行第二步。

如果失败、重新进行镇静,并在24 h后重新评估。

第二步:执行SATs。

如果成功,进入第三步。

如果失败,必要时以原有剂量的1/2重启镇静,进行跨学科讨论找出失败的原因,并在24 h后重启第一步。

第三步:SBTs安全性评估。

如果成功,进入第四步。

如果失败,按照先前的呼吸机模式重启机械通气,必要时以原有剂量的1/2重启镇静,并维持最小剂量的镇静:进行跨学科讨论找出失败的原因。

第四步:执行SBTs。

如果成功,考虑拔管。

如果失败,按照先前的呼吸机模式重启机械通气,必要时以原有剂量的1/2重启镇静,并维持最小剂量的镇静,进行跨学科讨论找出失败的原因;24 h后重启第三步。

（二）谵妄评估及管理

1. 谵妄定义

谵妄是一种急性、可逆的意识状态改变，表现为注意力不集中、思维混乱、言语不连贯，常伴有定向力障碍、意识水平轻度下降及情绪波动。

2. 谵妄评估方法

ICU患者谵妄的评估可综合应用Glasgow昏迷评分量表（GLS）、RASS及ICU意识模糊评估量表（Confusion Assessment Method for the ICU，CAM-ICU）。

CAM-ICU包括应用图片进行交流，可以在某种程度上代替语言沟通，适用于气管插管患者谵妄评估，已被翻译成了20多种语言。王春立在北京地区进行了简体中文CAM-ICU的适用性研究，简体中文版CAM-ICU具有较好的灵敏度、特异度和评价者间信度，应用CAM-ICU只需要简单培训（平均评估时间为1.5 min），护士便可以应用简体中文版CAM-ICU对患者进行谵妄评估。评估内容包括四个方面：

① 意识状态的急性改变或反复波动：采用GLS或RASS评估，当患者与24 h之前状况相比存在不同，或24 h内有波动，即为阳性。

② 注意缺损：观察患者是否存在注意力难以集中或注意力容易转移现象，有图片法和字母法两种测量方法。图片法，即注意力筛查（Atlention Screening Examination，ASE）的视觉测试，适用于视物清楚没有视力障碍的患者。具体方法为，将日常用物的图片制成5张图片、10张图片两个册子。先给患者看5张图片的册子，并告诉患者要记住每张图片。再给患者看10张图片的册子，让患者指出每张图片之前是否看过，点头表示看过，摇头表示没看过。每个图片展示3 s，答对一项计1分，满分10分，得分低于8分为阳性。字母法，即ASE的听觉测试，主要适用于存在视物模糊或视力障碍的患者。具体方法是，让患者握住研究者的手，测试者用正常的语调朗读10个字母，每秒钟一个字母，告诉患者读音中出现"A"时点头或捏手示意，每个字母做出正确反应得1分，满分10分，得分低于8分为阳性。

③ 思维紊乱：观察患者是否存在思维紊乱或者思维不连贯。评估方法包括提问法和指示法。

a. 提问法。检查其能否正确回答以下问题：石头是否浮在水面上？海里是否有鱼？一斤是否比两斤重？你是否能用锤子切割木头？答对一题计1分，共4分。

b. 指示法。具体方法为检查者在患者面前举两个手指头，让患者重复动作，然后再让患者换只手自己独立做同样的动作，若患者能够成功完成指令得1分。

两种方法评估的得分相加就是思维紊乱项的得分，若得分小于4分为阳性。

④ 意识清晰度的改变：若RASS得分不为0则本项为阳性。

进行以上四步评估后进行诊断，患者存在①②③、①②④或①②③④时为阳性，即可诊断该患者为谵妄。谵妄评估每4 h进行一次。

3. 谵妄管理

谵妄的管理措施是ABCDEF镇静镇痛集束化管理实施的一部分，又融合于整个集束化管理的实施过程中。首先，临床医生应识别和消除潜在的危险因素，当患者有发生谵妄的危险时,可以考虑的因素包括:中毒或药物因素(充血性心力衰竭、休克、脱水、新的器官衰竭,导致谵妄的苯二氮䓬类药物、抗胆碱类药物及类固醇药物)、血氧不足、院内感染、制动、非药物干预、钾离子或其他离子失衡。评估出危险因素并进行恰当的干预,例如,纠正潜在的电解质失衡,治疗感染及去除谵妄发生的高危因素。此外,可通过改善环境减少谵妄发生,包括夜间降低光线水平促进良好的睡眠和建立睡眠-觉醒周期,消除身体限制,撤除不必要的监测和导管,进行频繁的时间、地点等的定向,保持足够的水分,满足患者佩戴助听器和眼镜需要,评估和治疗疼痛,早期活动等措施。

(三)早期活动

早期活动包括三个阶段:床上坐起、站在床边或坐在椅子上、床旁活动,每项活动应根据患者实际情况,循序渐进执行。活动方案的制定应该由专业医生确定纸面活动要求及中止早期活动的标准。

终止早期活动的标准:

(1) 平均动脉压下降。
(2) 心率<50次/min或>130次/min,持续5 min。
(3) 呼吸频率<8次/min或>40次/min,持续5 min。
(4) 收缩压>180 mmHg,持续5 min。
(5) 血氧饱和度<88%,持续5 min。
(6) 患者痛苦。
(7) 患者烦躁,精神紧张。
(8) 出现新的心律失常。
(9) 心肌缺血。
(10) 气管内插管脱出。

第四章　重症患者早期康复

第一节　重症患者早期康复概述

一、重症康复的概念

重症康复是近年来国内外康复医学的一个新方向，它可为患者提供24 h的密切医疗监测和护理，同时可以开展早期积极床旁康复训练，对提高重症患者的康复预后起到关键作用。

二、早期康复的目标

早期康复的目标是稳定病情，保留身体整体功能，预防并发症，促进功能的恢复。由于重症患者的病情变化快，因此治疗师应和医生、护士共同组成康复治疗小组，通力合作，相互协调，在功能评定基础上制定切实可行的目标。

三、早期康复的作用

（1）可显著降低患者谵妄、膈肌萎缩及获得性衰弱（ICU-AW）的发生率、最大限度恢复功能、减轻残疾程度。
（2）预防继发残疾：深静脉血栓（DVT）、继发性骨质疏松。
（3）预防复发。
（4）缩短住院日。
（5）降低医疗费用、优化医疗资源配置。
（6）提高生活质量。
（7）减轻家庭和社会负担。

四、早期康复的时间

当患者生命体征平稳、病情允许情况下，在入住ICU 24~48 h内即可开始进行早期康复。

五、早期康复的原则

为了促进患者的恢复进程,减轻危重症幸存者躯体及精神、心理方面的遗留问题,重症康复应遵循总的原则是:① 安全第一,严格掌握康复治疗的适应证、禁忌证以及开始和终止康复治疗的时机。② 在尽可能完善相关康复评定的基础上,制定个体化的康复治疗方案。③ 开展早期、全面的康复治疗,但不可妨碍危重症的救治。④ 以提高患者的生存质量为目标,积极协调多学科共同参与。

强化训练:根据美国学者的经验,每天训练1h以上(强化训练),训练28天后有显著疗效。保证训练的时间和训练质量,是早期康复成功的重要环节。

第二节　危重症患者各系统的早期康复

一、中枢神经系统早期康复方案

(一) 药物治疗

包括脑梗死、脑出血、脑水肿等颅内原发病灶的积极药物治疗,如服用改善循环药物、脱水降颅压药物、预防癫痫药物等;还需积极开展营养神经、醒脑开窍、改善认知、控制精神症状等治疗,所涉及的药物包括纳洛酮、神经节苷脂、脑复康、胞磷胆碱、喹硫平、米氮平、奥氮平等。

(二) 感觉刺激

对昏迷的患者应提倡高强度多种感觉刺激,因为网状激活系统主要与催醒和醒觉有关,通常对所有感觉刺激包括疼痛、压力、触觉、视觉、听觉等起反应。针对最小意识状态(Minimally Consciousness State,MCS)患者应该每天给予室外阳光、空气、音乐及声音刺激。每天播放患者昏迷前喜欢的音乐,家人尽量多说话给患者听,同时观察患者的面部表情、脉搏、呼吸、睁眼等变化,从而了解患者对声音刺激的反应。尽量挑选患者反应强烈的声音。在促醒的过程中,在将病房光线调暗后,通过采光诱导照射,给予患者视觉上的刺激,在患者被动睁眼和闭眼的过程中,通过光照、亮度和色彩来对患者视觉反应形成刺激,保持每日6次,每次重复10组,以达到有效的促醒。

目前评估患者意识水平及预后的主要措施为通过行为量表开展测定:

格拉斯哥昏迷评分(Glasgow Coma Scale,GCS)在创伤和急诊处置中使用最广泛。其内容包括觉醒水平、运动功能和语言能力三个部分,总分为3~15分。格拉斯哥昏迷评分最高分为15分,表示意识清醒;12~14分为轻度意识障碍;9~11分为中度意识障碍;8分以下为昏迷;3分一般预后较差。其对急性期意识水平及预后评估的价值已被大量研究所证明,但对眼外伤、气管切开或使用呼吸机的患者难以评定。

（三）运动治疗

包括关节挤压、肢体负重、肢体被动活动等，通过对关节肌肉的本体感觉采用适宜的手法刺激，改善脑干网状激活系统功能，促进意识恢复。

1. 本体感觉促进技术

通过对关节肌肉等本体感觉采用适宜刺激手法，改善网状上行结构功能，促进意识恢复。对卧床并发症应进行科学预防。在这一阶段，可通过被动踝泵运动来改善患者血液流动状态，对下血液循环和淋巴回流进行有效促进，对下肢深静脉血栓进行有效预防。定期辅助患者翻身，拍打患者背部，诱导患者咳嗽。对于偏瘫患者肢体可开展综合康复训练，通过关节牵引器来牵伸关节，通过脑循环治疗仪来对患者进行电刺激，促进患肢收缩，保持每日1次，每次30 min。对患者早期良肢位摆放进行设计和实施，以避免由于痉挛而导致足下垂、足内翻等并发症出现。仰卧位时，需令患者头枕在枕头上，躯干保持平展，手略高于心脏位置，腕关节背伸，肘伸直。健侧卧位时，以枕头垫患侧下肢，屈膝位，足部置于枕头上。患侧卧位时，肩关节持屈曲形态，肘关节伸展，腕关节背伸。

良肢位的摆放（左肢体偏瘫）如图4.1、图4.2和图4.3所示。

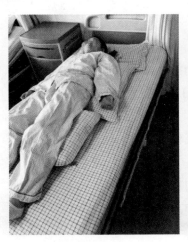

图4.1　平卧位

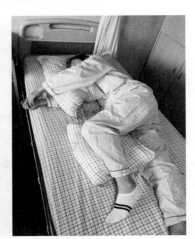

图4.2　健侧卧位

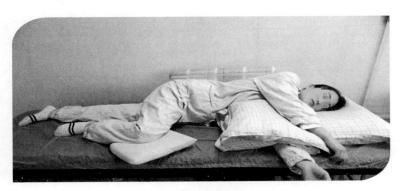

图4.3　患侧卧位

2. 体位管理

为了防止患者的肌肉出现萎缩,采用仰卧位、患侧及健侧卧位三种不同的体位进行良肢位的交替摆放,避免出现患侧肢体的痉挛。发病后早期初次坐起或长期卧床要坐起时,为避免产生直立性低血压,应采用逐渐增加角度的被动坐起的方法。

3. 气压泵治疗

气压泵治疗具有防治静脉血栓、促进血液流动等作用。患者在术后需要长期卧床会有静脉血栓形成风险,双下肢气压通过一张一舒可以使肢体肌肉被动活动,可以让血液加速流动,减少静脉血栓风险。另外,气压治疗还有按摩作用,使肌肉得到舒缓,缓解肌肉疲劳,减轻疼痛以及促进血液循环,对肌肉劳损和肌筋膜炎也有治疗作用。

气压泵治疗主要通过多腔气囊有顺序地反复充放气,形成了对肢体和组织的循环压力,对肢体的远端到肢体的近端进行均匀有序的挤压,促进血液和淋巴的流动及改善微循环,加速肢体组织液回流,有助于预防血栓的形成。

(1)适应证:预防深静脉血栓,术后、烧伤后急性溃疡水肿,静脉疾病引起的慢性水肿,慢性静脉功能不全,各种手术后卧床,静脉曲张,静脉硬化等。

(2)禁忌证:近期下肢深静脉血栓形成,肢体重度感染未得到有效控制,大面积溃疡性皮疹,有出血倾向,血压不稳定,深部血栓静脉炎,心功能不全,急性炎症性皮肤病患者。

(四)认知、言语及吞咽训练

积极开展认知功能训练、言语训练、吞咽功能训练,可结合虚拟环境、吞咽电刺激、经颅磁刺激等技术进行训练。对于意识障碍患者,可先从吞咽功能训练开始,逐步改善患者基本的吞咽功能,有利于患者意识状态的恢复。护理人员要加强对患者的吞咽功能训练,指导患者进行空吞咽动作,适当按摩面部肌肉,做吹气球等动作,逐渐恢复患者的吞咽功能。密切监测患者病情的变化情况,对患者的意识状态、吞咽功能和咳嗽咳痰情况实施动态评估。鼓励患者多做深呼吸,指导患者有效咳嗽,配合拍背辅助排痰,以促进患者呼吸道分泌物的排出。切勿在用餐时和餐后半小时吸痰,避免呕吐物误吸。保持患者的口腔和呼吸道无异物,并用生理盐水清洗患者的口腔,进食后要严格检查患者口腔内是否有食物残留,进食后叮嘱患者要及时漱口。此外,护理人员要对患者进行积极的心理干预,根据每位患者的实际情况,与家属亲切地沟通交流,同家属一起制定护理方案。鼓励患者积极地面对疾病、治疗和康复训练,不要抱有抵触情绪,家属要给予患者亲情支持,让患者积极地配合康复训练。

(五)理疗及传统治疗

包括肢体电刺激治疗、气压治疗、针灸、推拿等,有利于积极促醒,改善瘫痪肢体功能。

(六)心理疏导

对于精神及心理异常的患者,可积极给予心理疏导,必要时可请精神病专科医生指导治疗。

二、呼吸系统早期康复方案

（一）药物治疗

积极地开展抗感染治疗，在药敏结果出来之前，可根据经验判断是社区感染还是医院感染，以选取敏感抗生素，等待药敏结果出来后，选用敏感抗生素进行治疗；除给予抗生素之外，还需给予吸氧、止咳化痰药物、雾化吸入药物等，气管切开的患者，雾化吸入从气管套管口吸入，并配合气道温湿化，促进痰液排出。

（二）翻身拍背排痰

每日多次进行翻身拍背排痰，每次每侧至少5 min，翻身拍背，待患者痰液引流至气管套管口或口腔内后，及时使用吸痰装置吸出痰液，若患者能够主动排痰，则鼓励患者及时将痰液咳出，每次吸痰后需监测患者血氧饱和度，并适当将氧流量调大，以增加氧气的吸入量。

（三）呼吸训练

对于清醒者，可通过呼吸训练并配合上肢上举带动胸廓来增强呼吸肌力，通过促进咳嗽反射等手段协助痰液排出；对于意识不清患者，可通过被动活动上肢带动胸廓运动来改善或维持肺顺应性。活动能力和肺功能恢复、呼吸道畅通的保持以及腹式呼吸训练是呼吸训练的三个组成部分。

1. 活动能力和肺功能恢复

呼吸系统疾病患者活动量较小，肺功能出现下降和退化，所以需要根据患者具体病情和日常活动，为患者制定个性化的活动方案。

2. 呼吸道畅通的保持

这主要是为了防止患者出现无效咳嗽，改善雾化吸入效果，为患者进行中草药和抗生素联合治疗，同时训练有利于患者康复的咳嗽方法。

3. 腹式呼吸训练

目的在于防止患者因胸式呼吸导致病情加重，通过腹式呼吸改善膈肌收缩状况，令患者自我调节呼吸规律。训练中，患者需要学会膈肌和腹肌的协调运动，吸气时，为了避免辅助呼吸肌无效运动，增大吸气量，患者应令腹肌松弛、膈肌收缩；呼气时，为了增大呼吸潮气量，患者应令膈肌松弛、腹肌收缩。腹式呼吸训练能够有效增加患者吸气和呼气时间长度，从而达到规律、较深、较慢的腹腔呼吸。

（1）呼吸锻炼：指导患者进行呼吸锻炼，先向患者示范腹式呼吸，再鼓励患者开展腹式呼吸，患者在呼吸训练的过程中，护理人员需在一旁指导。每天练习3次，每次练习5~10 min。可以练习缩唇呼吸法：胸部不动，吸气时闭嘴经鼻吸气，吸气末屏气数秒，吸气时腹部隆起，呼气时腹部凹陷，呼气时嘴唇呈吹口哨状，徐徐将气体呼出以延长呼气时间2~3倍。选择站式或坐式皆可。这样做可以在呼气时增加口腔和气道压力,防止小气道过早陷闭,减少肺泡内的过多残气。可通过练习减少呼吸频率,增加潮气量,从而改善肺泡的有效通气量,有利于氧气的摄入和二氧化碳的排出。可以练习吹气球或吹泡泡:慢慢用鼻深吸一口气,屏气大约1 s后对着气球口吹气,直到吹不动为止,每天3次,每次10 min。肺康复训练具体如图4.4、图4.5、图4.6所示。

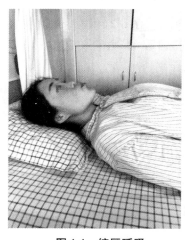 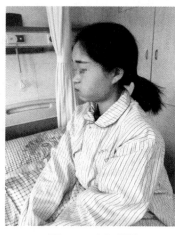 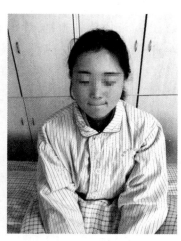

图4.4　缩唇呼吸　　　　　图4.5　吹气训练　　　　　图4.6　唇肌训练

(2)扩胸运动:引导患者将双臂伸直,缓慢吸气,向前平举手掌,掌面向下,双臂转动向两侧,进行扩胸运动,再缓慢呼气,收回双臂。每天练习3次,每次练习5～10 min。

(3)伸展运动:上举手臂,缓慢吸气,收回手臂缓慢呼气,每天练习3次,每次练习5～10 min。

(4)运动指导:结合每位患者的个体情况开展运动指导,可灵活选择太极、步行、瑜伽、八段锦等,同时告知患者详细的运动时间及强度。

(5)肺康复护理:系通过指导患者进行呼吸肌训练等,有效改善患者的呼吸功能,并在常规护理基础上给予全面细致的综合护理干预,具体内容为:① 环境管理:保持病房室内温度在20～24 ℃,室内使用空气消毒器净化空气,定时消毒通风;病房内床栏、床头柜等物品每天使用250 mg/L有效氯溶液擦拭;监护仪、输液泵、呼吸机等医疗设备每日用医用消毒纸巾擦拭。在保证安全的情况下适当降低各种仪器设备的报警音量,保持病房环境安静整洁舒适。② 病情监测护理:重症呼吸系统疾病的患者病情危重变化较快,因此对患者先兆症状进行密切的观察,对判断病情非常重要。注意观察患者有无烦躁、头痛、反应迟钝以及朦胧感等症状,同时注意发现引起这些症状的诱因。③ 湿化、排痰:患者由于感染、痰液黏稠、咳痰无力等原因,痰液不易排出,容易阻塞气道,需进行合理的湿化、排痰,根据医嘱选择正确的药物进行15～20 min雾化吸入后,给予叩背或机械辅助排痰治疗。④ 康复训练:早期康复训练包括专业的理疗师按摩四肢活动康复,气压式血流循环驱动器按摩双下肢,使用电动移位机进行立位、坐位训练等物理治疗。⑤ 氧疗护理:护理人员需结合血气分析结果、患者病情给予吸氧,此外,在氧疗治疗过程中,密切观察患者血氧饱和度和病情,与医生沟通后调节氧气流量,同时防止吸入的氧气过干燥或过冷,对气道产生刺激,导致痉挛、收缩等问题。⑥ 用药护理:重症患者多数基础疾病多，病情复杂，用药种类多，在治疗过程中，护士要确保药物可以进入患者体内，发挥相应作用，控制输液的速率，同时注意药物间的配伍禁忌。在用药过程中，密切观察，若发生异常及时通知医生并及时处理。了解患者药物治疗后的各项检查化验指标，有无造成肝、肾等器官的损伤。

三、心血管系统早期康复方案

（一）药物治疗

针对高血压，需选取合适的降压药物，并根据血压水平调整用药，降压时注意平稳降压、缓慢降压，选取药物时可参考患者既往用药情况，避免一开始即使用强效降压药，避免血压降低过快导致脑缺血发生，必要时请心内科协助调整用药。

（二）运动指导

当患者入院后，护理人员需对其心肺功能进行有效评估，并且通过与患者交流，了解其日常锻炼情况，为其制定合理的锻炼计划，告知适当运动可增强其心肺功能、提升血液循环速度，可有效预防脂肪在血管内大量堆积，进而降低心血管疾病发病率。由于重症患者机体功能逐渐下降，因此护理人员需为其制定合理的运动方式以及运动时间，可选择打太极、慢跑等形式，运动强度方面可将每分钟脉率作为参照标准，170减去患者年龄即为其运动时最大心率，若患者心率未出现明显上升，可适当增加运动量；若患者出现不适症状则需降低运动量或停止运动。在运动时需注意循序渐进，长期坚持。存在主动活动的肢体，鼓励患者积极进行主动活动，通过主动活动改善心脏功能及体能；无主动活动的肢体，积极给予肢体被动活动，通过被动活动，促进血液循环，改善心脏功能，预防下肢静脉血栓形成，措施如下：① 讲解下肢深静脉血栓形成机制、危险因素及危害等，对高危人群加强宣教，叮嘱患者若出现不适应及时联系医护人员。② 为患者制定日常食谱，禁烟，禁食高胆固醇食物，进食高维生素、低脂食物，多饮水。③ 指导进行床上主动屈伸下肢活动（背屈、跖屈运动），3次/d，10 min/次，下肢适当抬高，高于心脏平面20～25 cm，定时翻身拍背，间隔时间2 h，指导家属正确按摩患者双下肢，对患者各个关节进行活动，可促进下肢静脉回流，按摩下肢肌肉，由远端逐渐向近端靠近，15～20 min/次，4～6次/d。④ 护士应加强观察患者下肢静脉回流，对患者是否出现下肢肿胀、疼痛等情况进行评估，对患者皮温进行感知，对患者皮肤颜色进行观察，观察患者足背动脉搏动情况，若出现异常，给予下肢血管彩色多普勒超声检查，重点观察及护理此类患者。

心脏康复操具体如图4.7至图4.13所示。

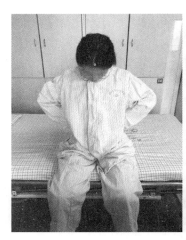 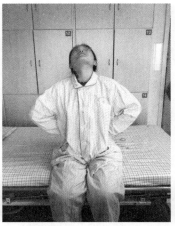 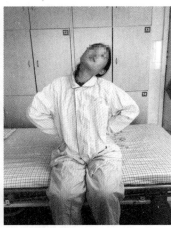

图 4.7　头部运动（前屈、后屈、右转、左转、绕颈一周）

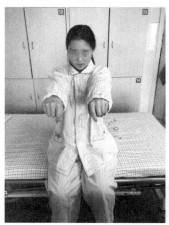 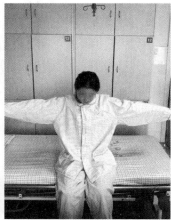 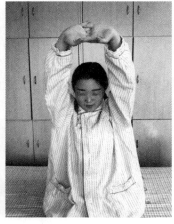

图 4.8　上肢伸展运动前举、还原，侧伸、还原　　　　图 4.9　上肢拉伸运动

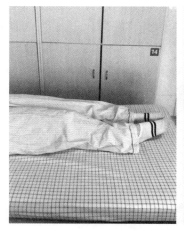 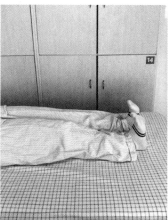 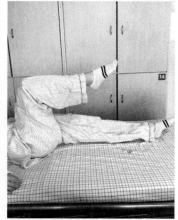

图 4.10　下肢运动（十脚趾前伸、回收，双脚相对或相反方向顺时针、逆时针转动，抬腿、膝盖成 90°、还原）

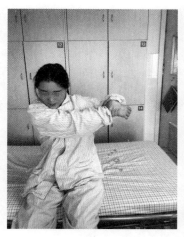 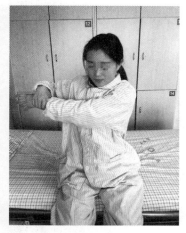

图 4.11　躯体运动（握住对侧手腕、向同侧拉伸）

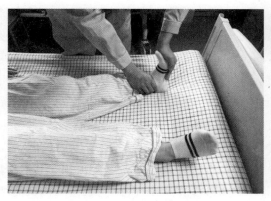 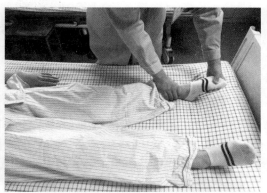

图 4.12　踝关节背屈训练　　　　图 4.13　踝关节跖屈训练（外翻角度≤20°）

（三）健康教育以及心理干预

护理人员需在患者治疗早期对其进行健康宣教，首先需对患者文化程度进行评估，尽可能使用通俗易懂的语言向病患介绍疾病相关知识，讲解时需态度亲切，反复多次对患者进行宣教，确保其掌握健康知识，同时护理人员在解答患者问题时需保持耐心，避免态度粗暴而降低患者满意度。心血管疾病往往发病较急，并且对患者机体造成较大损伤，使得患者容易产生焦虑以及抑郁等负性情绪，不利于其机体康复。因此，需要护理人员积极同病患交流，了解患者产生负性情绪的根本原因，在掌握原因的基础上实施个性化心理护理，确保患者对疾病有全面认识，同时将成功治疗案例告知病患，进一步提升其治疗自信心，鼓励患者家属予以其家庭支持，缓解其负性情绪。

（四）饮食指导

护理人员了解患者饮食习惯，评估其饮食结构的合理性，纠正患者错误的饮食习惯。针对脂肪以及胆固醇摄入较多的患者，护理人员需告知其长期大量进食脂肪以及胆固醇的危害：容易产生动脉粥样硬化，增加心血管疾病发病风险。指导患者多进食新鲜蔬菜、水果，增加膳食纤维的摄入,避免便秘。同时减少盐以及腌制食品的摄入量,饮食尽可能以清淡为主。

(五)理疗

包括气压治疗、神经肌肉电刺激治疗、红外线治疗等,有助于促进血液循环,改善静脉回流,促进肌肉收缩,预防血栓形成。

四、泌尿系统早期康复方案

(一)药物治疗

积极地开展抗感染治疗,在药敏结果出来之前,可先根据经验选取敏感抗生素,等待药敏结果出来后,再针对性选用敏感抗生素进行治疗;除给予抗生素之外,还可以给予膀胱冲洗等,但不建议在膀胱冲洗时加入抗生素,因为局部用药不仅不能控制尿路感染,且极易形成耐药;若患者存在单纯的菌尿,无明显的全身感染及局部感染的症状,则不考虑使用抗生素;此外,可根据尿液的酸碱度,适当使用一些调节尿液pH的药物。术后患者的机体尚未恢复完全,需鼓励其服食低磷、低糖、低嘌呤、高纤维素的食品,如面制品、谷物制品等,告诫其禁止食用富含草酸的食品,如豆制品、巧克力制品、碳酸饮料等,保证患者每天的蛋白质摄入量达到80~90 g,且需补充维生素。严格控制患者摄入钠盐,24 h内尿量需维持在2 000~3 000 mL。术后患者的疼痛程度较深,护士需及时给予心理干预,患者剧烈疼痛时可遵循医嘱给予小剂量的镇痛剂。重视双J管患者的内冲洗,避免尿盐沉积从而堵塞管道,使患者定时、及时排空膀胱,避免尿液逆流。

(二)清洁间歇导尿

清洁间歇导尿前测定膀胱内压,若膀胱内压较高,则可考虑给予改善膀胱顺应性药物,如抗胆碱药物。

(三)理疗及传统治疗

可给予膀胱区及骶尾部电刺激、红外线治疗、针灸等。

(四)膀胱功能训练及管理

膀胱管理早期以留置导尿为主,以预防膀胱过度储尿。病情稳定后尽早拔出导尿管,以预防感染。间歇导尿被国际尿控协会推荐为治疗神经源性膀胱的首选方法,间歇导尿配合规范的膀胱管理,有助于尽早恢复患者自主排尿。

(五)其他

尽快从床上靠起、坐起或辅助站立,恢复坐位或站立位排尿。

五、消化系统早期康复方案

(一) 药物治疗

使用促进胃肠动力药物、缓泻剂、调节肠道菌群药物、止泻剂、质子泵抑制剂、胃黏膜保护剂、维生素 K_1、氨甲苯酸、抗生素等药物。

(二) 理疗

神经肌肉电刺激、低中频电疗、红外线等。

(三) 运动疗法

腹部肌肉训练及肢体运动能促进胃肠蠕动。

(四) 其他

腹部按摩可促进胃肠蠕动,促进排便;应激性溃疡严重时需禁食及胃肠减压等。① 术前不再常规行机械性灌肠,避免导致患者脱水和水电解质失衡。② 患者手术前1天晚上不再禁食,可食用流食,麻醉前2~3 h饮含糖液体,这样不仅可缓解术前口渴、饥饿和烦躁,而且有利于抑制术后胰岛素抵抗和分解代谢。③ 鼓励患者术后第1天就开始少量进食,只要患者胃肠道耐受良好,未发生腹胀、恶心、呕吐等不良反应,就可逐渐增加口服饮食量,争取术后3~4日不再行静脉输液。④ 手术时,患者体内不再常规放置鼻胃减压管、腹腔引流管和空肠造口管等,以减少患者的疼痛,提升其舒适度。⑤ 术后给予止痛处理,让患者在无痛情况下,术后第1天就下床活动,以促进患者肌肉组织合成,有利于体力和营养状况的恢复。⑥ 尽量采用硬膜外麻醉,有利于抑制交感应激反应。

六、肌肉骨关节系统早期康复方案

进行早期被动运动训练,可以刺激肌体,促进脑血流,促进神经功能转移与代偿,进而实现预防肌肉萎缩的作用。按摩可促进血液循环及淋巴回流,以减少肿胀,也是对患肢的感觉刺激。按摩一般应轻柔缓慢地从远端向近端进行,对瘫痪肌群要予以推拿和揉捏,对肌张力高的肌群用放松性质的按摩,使肌张力降低,有效促进血液循环。早期采取患肢被动运动,忌治疗师牵拉患者关节诱发主动运动。上肢肩关节被动运动时若肩关节处于弛缓期,只能完成正常活动的50%;肘关节被动运动包括肘关节伸、屈,前臂旋前、旋后;手关节活动度维持训练可做腕关节掌屈、背伸、桡偏、尺偏;指关节屈伸运动。通过上述训练,可以预防腕关节、指掌关节、拇指关节屈曲畸形,改善拇指和手的功能。上肢康复训练时可采用主动辅助运动,即Bobath握手,用健侧上肢带动患侧上肢的被动活动。运动顺序由近端到远端关节,运动幅度逐渐增大,循序渐进,让患者先用眼注视被动活动的肢体,体会被动活动时的感觉,采用牵伸技术来增加被动运动感觉输入,重复做与挛缩方向相反的运动,促进恢复主动运动。主、被动运动具体如图4.14至图4.23所示。

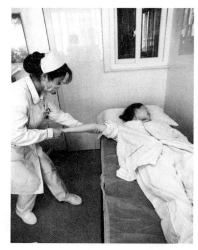

图4.14 肩关节外展训练

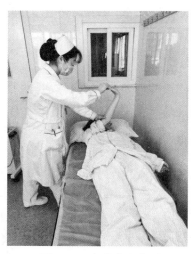

图4.15 肩关节内收训练

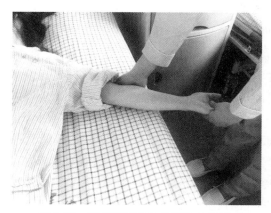

图4.16 肘关节屈伸和前臂旋转训练

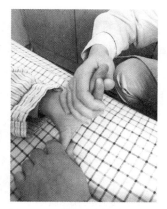

图4.17 患侧手做腕背伸训练

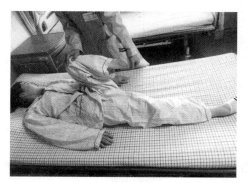

图4.18 屈髋屈膝训练

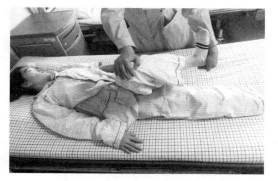

图4.19 髋关节旋转训练

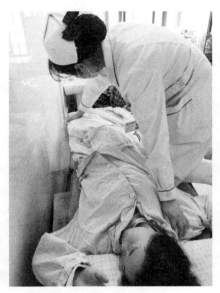
图 4.20 躯干被动牵伸训练

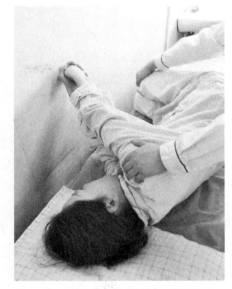
图 4.21 双手交叉、摆动身体、翻身训练

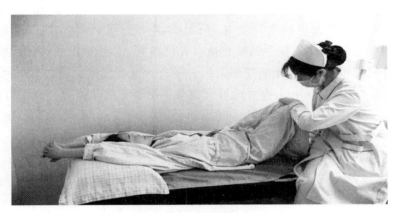
图 4.22 拱桥式训练

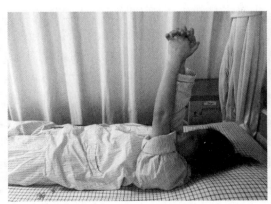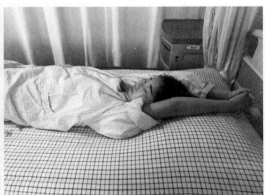
图 4.23 Bobath 握手（肘部伸直，患肢拇指在上）

（一）下肢康复训练

拱桥式训练可以防止患侧髋关节外旋和跟腱挛缩（图4.22）。屈膝卧位是患侧下肢承受重力和髋部控制的第一个练习动作，不仅能增强肌力，还可以激发姿势反射，促进随意臀部抬高离开床面，可带动患侧躯干肌肉活动。随意地抬起臀部可减少压力性损伤的发生，患者应在无人帮助下继续练习，在大小便时自己可练习放置便盆，这是走向生活自理的第一步。患侧下肢屈曲训练主要是屈膝屈髋、伸膝屈髋、踝关节背屈、足跟的牵拉及足趾的伸屈。通过上述康复训练，将有效抑制患侧下肢伸肌的异常活动，有效促进下肢分离运动的出现。

（二）坐起及坐位平衡训练

如病情稳定，可以让患者缓慢地从床边坐起，首先抬高床头30°，每天增加5°~10°，至80°为止，患者首先侧移至床边，将健腿插在患腿下，用健腿将患腿移至床边使患膝自然屈曲，然后头向上抬，躯干向患侧旋转，健手横过身体在患侧用手推床，把自己推至坐位，同时摆动双腿练习起坐，顺序是靠坐、自行扶坐、独坐、坐位平衡。

（三）站起及站立平衡训练

患者首先在外力帮助下扶支持物站立，并多次重复直至最后徒手站立。患者练习Bobath握手（图4.23）。Bobath握手的核心是患者只有主动以正常的协调运动模式移动患侧肢体时，运动障碍才可能减轻，才能挖掘出最大潜力。这项技术由英国Bobath夫妇汇集近30年临床经验共同创立。Bobath握手能够有效改善患者异常肌张力和肌无力症状，以保证正常的运动模式训练和肢体代偿。

（四）步行训练

当患者能站稳10~15 min而无疲劳感时便可以进行步行训练。步行时先通过步态分析，找出主要问题，制定训练计划，重点在于纠正划圈步态。先在平衡杠内抬步，再借助步行器步行，最后徒手步行。治疗师或护士协助患者患肢膝关节负重训练，再以健肢支撑重力，进行一个步行周期，应多次练习最终达到独立步行。日常生活能力训练包括进食、大便控制、小便控制、如厕、穿衣、洗澡、床椅转移、步行、修饰、上下楼梯10项内容，可交替在上述康复功能训练的过程中进行，其将随运动、吞咽等功能的提升而提升。但要防止日常生活能力训练过程中健侧功能代偿过度导致患侧失去功能恢复的机会。但在患者残损功能不再恢复时要及时进行日常生活能力训练，充分发挥健侧替代功能，以提高生活自理能力。针对日常生活中的单侧空间忽略情况，重症患者可出现视野变窄、体相障碍、运动维有难度等并发症，严重影响患者肢体功能的康复，并使其生活自理能力下降，有可能会出现跌倒、坠床、碰撞等意外。建议给予单侧空间忽略的患者引导性上肢协调训练器的训练方案，以恢复患侧的运动能力，达到提升患者日常生活活动能力的目的。

（五）理疗

包括神经肌肉电刺激疗法、低中频电疗、红外线、磁疗、蜡疗等。

（六）其他

服用预防骨质疏松药物等。

七、情绪障碍早期康复方案

抑郁（Depression）是以持续情感低落、兴趣减退为主要特征的心境障碍（Mood Disorder）。近年来，越来越多的学者认为对危重患者的抑郁进行早期积极治疗是非常有必要的，推荐对危重患者进行标准的抑郁筛查。治疗的目的依次是：减少并最终消除心理障碍的所有症状和体征；恢复心理、社会和职业功能，保持良好心理状态；尽量减少复发和再发的可能性。出现卒中后抑郁或情绪不稳的患者应该尽可能地使用成功把握最大、副作用最小的方法，可以使用选择性5-羟色胺再摄取抑制剂等抗抑郁药物治疗，同时开展心理治疗并提供社会支持等。

所有危重患者均应注意情绪障碍，在患者的全面评价中应涵盖心理史，包括患者病前性格特点、心理疾病、病前社会地位及相关社会支持情况（Ⅰ级推荐）。建议使用工具：应用汉密尔顿焦虑量表（HAMA）、抑郁量表（HAMD）进行焦虑抑郁筛查（Ⅰ级推荐）。

八、语言和交流障碍早期康复方案

交流障碍（例如说、听、读、写、做手势和语言运用的问题）及其相关的认知损害存在于不少危重症患者中。最常见的交流障碍是失语症和构音障碍。必要的干预措施有助于最大限度地恢复交流能力，并且可以防止习得性废用或不适当的代偿行为。关于构音障碍的康复，目前还没有任何有效的研究成果。但是进行针对性治疗或者最大化地保存残存功能，可提升患者的语言能力。国内研究显示，康复训练与发音肌肉电刺激的联合治疗对脑卒中后遗症期运动性痉挛型构音障碍患者可能有效。

建议由言语治疗师对存在交流障碍的患者从听、说、读、写、复述等几个方面进行评价，对语音和语义障碍的患者进行针对性的治疗（Ⅱ级推荐，C级证据）。建议失语症患者早期进行康复训练，并适当增加训练强度（Ⅰ级推荐，A级证据）；集中强制性语言训练有助于以运动性失语为主的患者的语言功能恢复（Ⅱ级推荐，B级证据）。对构音障碍的患者，建议采用生物反馈和扩音器提高语音和改变强度，使用腭托代偿腭咽闭合不全，应用降低语速、用力发音、手势语等方法进行代偿（Ⅲ级推荐，C级证据）。对严重构音障碍患者可以采用增强和代偿性交流系统，来提高和改善交流能力（Ⅲ级推荐，C级证据）。

第五章 人工气道管理及机械通气应用指导

第一节 人工气道管理

一、概念

人工气道是将导管经上呼吸道置入气管或直接置入气管所建立的气体通道,是为了保证气道通畅而在生理气道与空气或其他气源之间建立的有效连接,为气道的有效引流、通畅、机械通气、治疗肺部疾病提供条件。

二、建立人工气道的目的

(1) 保证呼吸道通畅。
(2) 保护气道,预防误吸。
(3) 便于呼吸道分泌物的清除。
(4) 为机械通气提供封闭通道。

三、人工气道的种类

(一) 简易人工气道

简易人工气道分为口咽通气道、鼻咽通气道。
口咽通气道与鼻咽通气道的区别如表5.1所示。

表5.1 口咽通气道与鼻咽通气道的区别

种类	作用	使用方法	长度选择	并发症
口咽通气道	防止舌后坠阻塞呼吸道;预防患者咬伤舌头	凹面向上,插入三分之二后,翻转180°	门齿到下颌角的长度,口咽管远端位于会厌上方	(1) 过大——气道阻塞,恶心。 (2) 过小——不能有效打开气道
鼻咽通气道	保护上气道,以防止被松弛舌头所阻塞,适用于清醒患者	直接置入患者鼻腔,与鼻胃管类似	鼻尖到耳垂的距离,导管头应在会厌水平之上	(1) 气道阻塞、鼻出血、感染、溃疡。 (2) 引发鼻窦炎。 (3) 插管时可能会损伤到鼻黏膜

（二）气管插管

气管插管分为经口气管插管和经鼻气管插管。

经口气管插管和经鼻气管插管的区别如表5.2所示。

表5.2 经口气管插管和经鼻气管插管的区别

种类	优点	缺点
经口气管插管	（1）插入容易，适于急救场合。 （2）管腔大，吸痰容易	（1）容易移位、脱出。 （2）不宜长期耐受及进行口腔护理。 （3）可产生牙齿、口咽损伤
经鼻气管插管	（1）易耐受、固定，留置时间较长。 （2）便于口腔护理	（1）管腔小，吸痰不方便。 （2）不易迅速插入，不适于急救场合。 （3）易产生鼻出血、鼻骨折；可有鼻窦炎、中耳炎等合并症

1. 经口气管插管适应证

（1）严重低氧血症或高碳酸血症，或其他原因需较长时间机械通气，又不考虑气管切开。

（2）不能自主清除上呼吸道分泌物、胃内反流物或出血，有误吸危险。

（3）下呼吸道分泌物过多或出血，且清除能力较差。

（4）存在上呼吸道损伤、狭窄、阻塞、气管食道瘘等严重影响正常呼吸。

（5）患者突然出现呼吸停止，需紧急建立人工气道进行机械通气。

2. 经鼻气管插管适应证

（1）行口腔和咽喉部手术的患者。

（2）行复杂的口内操作或行喉镜检查的患者。

（3）行颌面部骨折内固定术的患者。

（4）张口困难、结构异常和牙关紧闭的患者。

（5）颈椎不稳定或明显颈椎退行性变的患者。

3. 气管插管的深度判断

（1）按刻度判断：经口插管距门齿 22 ± 2 cm；经鼻插管距鼻孔 27 ± 2 cm；儿童经口插管距双唇 $12+$（年龄/4）cm。

（2）X线显影判断：导管尖端在气管的中段，距隆突 2～3 cm。

4. 经气管插管护理流程

（1）用物准备：根据患者体型选择合适气管导管，备插管导芯、喉镜、牙垫、开口器、吸痰管、吸引器、简易呼吸器、注射器、氧气、抢救药物、固定带、胶布等。

（2）向患者解释操作目的，取下患者义齿，清除口腔分泌物。

（3）检查气囊是否漏气。

（4）摆体位，仰卧头后仰位，肩下垫起（小于 10 cm）。使头后仰并抬高 8～10 cm。

（5）使用简易呼吸器接 100% 氧气，插管过程中注意患者生命体征并随时通知医生。

（6）插管成功后，迅速拔除管芯，向气囊内充气。

(7) 将导管与牙垫一起固定,清理气道,接呼吸机。
(8) 记录插管位置并做标记。
(9) 协助患者摆好体位,必要时约束患者双手。
(10) 洗手,记录。

5. 气管插管的固定
(1) 胶布寸带固定法:医生置管后再次确认置管深度,给气囊打气;将牙垫置于患者门齿之间并调整至合适的位置;用两条高强度外科胶布交叉缠绕气管插管和牙垫后八字法固定于患者的面颊部,两道贴于面颊部分的胶布宜留长一点;用寸带将气管插管和牙垫缠绕打结后绕至患者后颈部环形固定;将写明置管时间深度的标识贴于气管插管上。
(2) 固定器固定法:检查固定器各部件是否完整,整体性能是否良好;松开固定螺母,将固定器置入患者口中,注意缺口方向向下;调整气管插管于固定螺母中间,调整好深度后拧紧螺母;将固定带缠绕患者颈部固定妥善;将写明置管时间深度的标识贴于气管插管上。
(3) 经鼻气管插管固定法:可采用高强度外科胶布加寸带双固定方法,先将胶布环绕插管外露部分再固定于鼻翼两侧,将寸带打结固定在插管上后再经患者耳廓上方环绕至患者后枕部打结固定。

6. 气管插管口腔护理
(1) 向清醒患者解释操作目的并沟通。
(2) 抬高床头15°~30°。
(3) 铺治疗巾于颌下,置弯盘于患者口角旁。
(4) 检查气管导管气囊充气是否足够,充气不足者注入空气以保证气囊与气管壁密封。
(5) 记录插管至门齿的深度。
(6) 充分吸净呼吸道及口腔内分泌物。
(7) 解除固定的寸带及胶布,由一名护士固定好患者的头部和插管。
(8) 患者头偏向一侧,取出牙垫,将气管插管移至一侧口角。
(9) 检查口腔,观察舌苔及口腔黏膜。
(10) 根据口腔情况及pH选择合适的口腔护理液与冲洗液。
(11) 一名护士用冲洗式牙刷,一边冲一边刷洗。
(12) 边冲边洗,直到冲洗液澄清为止。在冲洗过程中密切观察患者有无呛咳、呕吐、缺氧等,保持血氧饱和度在90%。
(13) 做完一侧口腔冲洗后将气管插管移至清洁侧,同样完成对侧操作。
(14) 采用合适的口腔护理液棉球涂擦口腔黏膜、牙齿、口唇、两颊等。
(15) 再次吸净呼吸道及口腔内分泌物。
(16) 操作后两名护士确认气管插管深度是否前后一致;确保气囊充气足够,重新放置已消毒的新的牙垫,固定好气管导管。
(17) 根据口腔评估结果,溃疡予锡类散,予石蜡油润滑口唇。
(18) 经口气管插管患者的口腔护理方式与普通患者方式一致。

(三) 气管切开

1. 切开的时机

急性咽喉部阻塞;经喉插管大于2周,并充分考虑病情的可逆性及对患者生活质量的影响。

2. 气管切开的优点

增加患者舒适度,预防喉损伤,方便开展有效护理,提高患者的交流沟通能力,提供更安全的人工气道,减少气道阻力,便于长期机械通气。

3. 气管切开并发症

出血、气胸、皮下气肿、空气栓塞、切口感染、气道梗阻、气管食管瘘、气管软化。

4. 气管切开术适应证

(1) 预期或需要较长时间机械通气治疗。

(2) 上呼吸道梗阻所致呼吸困难,如双侧声带麻痹,有颈部手术史、颈部放疗史。

(3) 反复误吸或下呼吸道分泌较多,患者气道清除能力差。

(4) 减少通气死腔,利于机械通气支持。

(5) 因喉部疾病致狭窄或阻塞无法气管插管。

(6) 头颈部大手术或严重创伤需行预防性气管切开,以保证呼吸道通畅。

(7) 高位颈椎损伤。气管切开术创伤较大,可发生切口出血或感染。

5. 以下情况气管切开应慎重

(1) 切开部位有感染或化脓。

(2) 切开部位有肿物,如巨大甲状腺肿、气管肿瘤等。

(3) 患者有严重凝血功能障碍,如弥漫性血管内凝血、特发性血小板减少症等。

6. 气管切开的护理配合流程

(1) 用物准备:根据患者选择气管切开导管,气管切开包、消毒药液、麻醉剂(5%利多卡因或2%普鲁卡因)、吸痰管、吸引器、简易呼吸器、注射器、氧气、抢救药、固定带、照明设备、无菌纱布、无菌手套等。

(2) 向患者解释操作目的,必要时约束患者双手。

(3) 检查气囊是否漏气。

(4) 摆体位,仰卧头后仰位,肩下垫起,伸直颈部,气管居中。

(5) 与手术医生配合,密切观察患者反应及监测生命体征,发现异常,通知医生。

(6) 插管成功后,迅速拔除管芯,向气囊内充气。

(7) 固定好气管套管,固定带松紧度以通过一小指为宜,清理气道,接呼吸机。

(8) 协助患者摆好体位,必要时约束患者双手。

(9) 洗手,记录。

四、气囊的管理

(一) 气囊的作用

使气管插管固定在相应部位,使导管与气管壁之间严密无隙,既防止呕吐物、血液或分泌物流入肺内,又避免机械通气时漏气。

(二) 气囊的种类

(1) 低容量高压力气囊。
(2) 高容量低压力气囊。
(3) 等压气囊。

(三) 气囊充气方法

1. 最小漏气技术(MLT)

气囊充气后,吸气时有少量气体漏出。

2. 最小闭合容量技术(MOV)

气囊充气后,吸气时无气体漏出。

最小漏气技术与最小闭合容量技术的区别如表5.3所示。

表5.3　MLT与MOV的区别

	步　　骤	优　　点	缺　　点
MLT	(1) 将听诊器放于气管处,向气囊内注气,直到听不到漏气声为止。 (2) 然后抽出气体,从0.1 mL/次开始,直到吸气时听到少量漏气为止	减少了潜在的气道损伤(与MOV相比)	(1) 易发生误吸,气囊周围的滞留物渗入肺内。 (2) 对潮气量有影响
MOV	(1) 将听诊器放于气管处,向气囊内注气,直到听不到漏气声为止。 (2) 然后抽出0.5 mL气体,可闻及少量的漏气声。 (3) 再注气,直到在吸气时听不到漏气声为止	(1) 不易发生误吸。 (2) 不影响潮气量	比MLT易发生气道损伤

3. 气囊压力表

气管的毛细血管压力在20~30 mmHg,达22 mmHg时可见对气管血流具有损伤作用,在37 mmHg时可完全阻断血流。气囊的压力保持20~30 mmHg。每4~6 h测量一次。

五、气道内吸痰技术

(一)吸痰的目的

(1) 清除人工气道及气管内分泌物。
(2) 保持导管畅通。
(3) 确保足够的通气量。
(4) 降低呼吸道感染危险。

(二)吸痰负压选择

2010年美国呼吸协会推荐新生儿吸痰负压80~100 mmHg。

2021年中华护理学会《成人有创机械通气气道内吸引技术操作》推荐成人吸痰负压80~150 mmHg。

(三)吸痰时机

以按需吸痰为主。

(四)吸引指征

(1) 气管导管内可见明显分泌物。
(2) 患者频繁呛咳或出现呼吸窘迫综合征。
(3) 听诊有痰鸣音。
(4) 血氧饱和度下降。
(5) 气道峰压增高。

(五)吸痰管的选择

人工气道吸痰时,吸痰管的选择原则以吸痰管的外径不超过人工气道内径的一半,儿童一般选择4~10 FR,成人一般选择12~14 FR,常见:

(1) 人工气道的内径7.0 mm——10 FR吸痰管。
(2) 人工气道的内径7.5 mm——12 FR吸痰管。
(3) 人工气道的内径8.0 mm——14 FR吸痰管。
(4) 人工气道的内径8.5 mm——14 FR吸痰管。
(5) 人工气道的内径9.0 mm——16 FR吸痰管。

(六)吸痰并发症及预防

1. 吸痰常见的并发症

(1) 缺氧:常因吸痰时间过长、吸痰管过粗或插入过深等原因引起,影响患者的气体交换,表现为呼吸困难、心跳加速、面色发紫等。

（2）呼吸道黏膜损伤：常因吸痰动作粗暴、负压吸引过大等原因引起，表现为吸出血痰、呼吸困难、疼痛等。

（3）支气管痉挛：常因吸痰过程中刺激支气管引起，表现为咳嗽、呼吸不畅、哮鸣音等。

（4）心律失常：常因吸痰刺激迷走神经引起，表现为心慌、心悸、严重时可能导致心搏骤停等。

（5）牙齿受损：常因吸痰器具操作不当，损伤口腔黏膜和牙龈组织等原因引起，表现为牙齿疼痛、牙龈出血、牙齿脱落等。

（6）肺不张：常因吸痰力量过大导致支气管局部塌陷引起，表现为呼吸困难、呼吸音减弱等。

（7）肺部感染：常因吸痰操作不当导致病原微生物进入肺部引起，表现为发热、咳嗽、咳痰等。

2. 主要的预防措施

选择合适的吸痰管，确保吸痰管粗细适中，减少对气道的损伤；优化吸痰时间，每次吸痰时间不超过15 s，避免长时间影响气体交换；在吸痰前给予患者吸纯氧，预防低氧血症的发生；对于呼吸道敏感的患者，可吸入β_2受体激动剂预防支气管痉挛；正确操作，动作轻柔，避免粗暴操作；控制负压吸引的压力，避免损伤黏膜；使用合适的吸痰管，尽量选择三开口的导管，缩短吸痰时间，提高成功率；吸痰后进行肺复张操作，预防肺不张；严格遵循无菌操作规范，避免交叉感染，严格执行吸痰管一次性使用；吸痰后密切观察患者的呼吸、心率、血氧饱和度等生命体征，如发现异常，应及时处理并通知医生；在医生指导下使用抗生素、止咳药、化痰药等药物进行治疗。

六、气道温湿化技术

（一）气道温湿化的目标

吸入气体温度37℃，相对湿度100％。

（二）气道温湿化的目的

（1）在一定温度控制下，应用湿化器将水分散成极细的微粒。
（2）增加吸入呼吸道的气体中的湿度。
（3）实现湿润气道黏膜、稀释痰液的目标。
（4）保持呼吸道黏膜纤毛系统的正常运动和廓清功能。

（三）温湿化的方法

（1）雾化湿化法。
（2）湿化器湿化法：加热型湿化器、人工鼻。

（四）湿化液的种类

(1) 不同浓度的生理盐水：推荐0.45%。
(2) 灭菌注射用水。

（五）湿化程度的判断

1. 湿化过度

Ⅰ度稀痰，痰如米汤或白色泡沫样，吸痰后，玻璃接头内壁上无痰液滞留，患者反复呛咳，出现气道高反应。

2. 湿化满意

Ⅱ度中度黏痰，痰的外观较Ⅰ度黏稠，吸痰后有少量痰液在玻璃接头内壁滞留，但易被水冲洗干净。

3. 湿化不足

Ⅲ度重度黏痰，痰的外观明显黏稠，常呈黄色，吸痰管常因负压过大而塌陷，玻璃接头内壁上滞有大量痰液，且不易用水冲净。

七、人工气道拔管相关知识

（一）拔管指征

气道分泌物明显减少，患者意识恢复，自主呼吸恢复良好，呼吸频率14~20次/min，吞咽、咳嗽反射良好，双肺呼吸音正常，PaO_2、$PaCO_2$正常，肌力恢复。

（二）拔管前准备

拔管准备是检查气管拔管条件，应选择气道和全身情况的最佳时机，以降低气管拔管风险，减少并发症。

1. 评价气道情况

拔管前需要重新评估气道情况，同时制定拔管失败情况下的补救措施以及重新插管计划。

(1) 上呼吸道：拔管后有上呼吸道梗阻的可能性，故拔管前需要考虑面罩通气的可行性。可以使用普通喉镜、可视喉镜或纤支镜检查有无水肿、出血、血凝块、外伤或气道扭曲。但是需要注意，气道水肿可在气管拔管后快速进展而造成严重的上呼吸道梗阻，因此不可盲目依赖评估结果。

(2) 喉：套囊放气试验可以用来评估声门下口径，从而判断有无气道水肿。以套囊放气后可听到明显的漏气声为标准，如果使用合适型号的导管听不到漏气的声音，常常需要推迟拔管。如果有临床症状提示存在气道水肿，即便套囊放气后能听到声音，也需要警惕。

(3) 下呼吸道：下呼吸道因素也会限制拔管的实施。例如下呼吸道外伤、水肿、感染、气管软化以及大量分泌物等。如果术中氧合不满意,胸片有助于排除支气管炎、肺炎、肺气肿或其他肺疾病。纤支镜可评估喉部、气管和支气管的解剖及功能状况。

(4) 胃胀气:胃胀气可能压迫膈肌而影响呼吸,在实施面罩正压通气或声门上通气时,经鼻或经口胃管减压是明智的。

2. 评估患者的一般情况

拔管前,肌肉松弛药的作用必须被完全拮抗以最大限度地保证足够的通气,并使患者的气道保护性反射完全恢复,便于排出气道的分泌物。维持血流动力学稳定及适当的有效循环血量,调节患者的体温、电解质、酸碱平衡及凝血功能至正常范围,提供良好的术后镇痛,防止气道不良反应的发生。

3. 评估拔管的各项准备

拔管操作与气管插管具有同样的风险,所以在拔管时应准备与插管时相同水平的监护、设备及助手。常规备好氧气、抢救车、呼吸气囊等急救设施设备,以及喉镜、气道插管等再插管用物。

另外,与外科医师及手术团队的充分沟通也是拔管安全的重要保障。

(三) 拔管需要注意的事项

1. 氧储备

拔管前需建立充分的氧储备,以维持拔管后呼吸暂停时机体的氧摄取,同时可以为进一步进行气道处理争取时间。

2. 体位

尚无证据表明某一种体位适合所有的患者,目前主要倾向于头高脚低位和半侧卧位。头高脚低位尤其适用于肥胖患者,左侧卧头低位常用于饱胃患者。

3. 吸引

口咽部非直视下吸引可能会引起软组织损伤,理想情况应该在足够麻醉深度下使用喉镜辅助吸引,特别是那些口咽部存在分泌物、血液及手术碎片污染的患者。对于气道内存在血液的患者,因存在凝血块阻塞气道的可能性,吸引时应更加小心。

4. 肺复张措施

保持一定的呼气末正压(PEEP)及肺活量呼吸等肺复张措施可暂时性地减少肺不张的发生,但对术后改善肺不张作用不大。在吸气高峰同时放松气管导管套囊并随着发生的正压呼气拔出气管导管可产生一个正压的呼气,有利于分泌物的排出,并减少喉痉挛和屏气的发生率。

5. 拔管时机

根据拔管时机可将气管拔管分为清醒拔管和深麻醉下拔管。清醒拔管总体上来说更安全,患者的气道反射和自主呼吸已经恢复。深麻醉拔管能减少呛咳以及血流动力学的波动,但是可增加上呼吸道梗阻的概率。深麻醉拔管是一种更高级的技术,常应用于气道容易管理且误吸风险较低的患者。

6. 拔管的方法

将吸痰管插至气道深部,嘱患者深吸气,于深吸气末将气囊完全放气的同时拔出气道插管。拔除的过程中一边持续吸痰一边向外退出插管。

（四）拔管后处理

拔管后可能导致生命危险的并发症并不只局限发生于气管拔管后即刻,拔管后仍应持续管理、监测,注意以下几方面问题。

1. 人员配置和交流

患者气道反射恢复、生理情况稳定前需要专人持续护理,比例最好是1:1,并且室内不得少于两人。保证随时能联系到有经验的医生。

2. 监测和预警信号

拔管后监测患者意识、呼吸频率、心率、血压、末梢血氧饱和度、体温和疼痛程度。使用特制的CO_2监测面罩能早期发现气道梗阻。脉搏血氧饱和度并不适合作为通气监测的唯一指标,它容易受到周围环境的影响。预警信号包括一些早期气道问题和手术问题的征象,如喘鸣、阻塞性通气症状和躁动常提示气道问题,而引流量、游离皮瓣血供、气道出血和血肿形成常提示手术方面问题。一般给予患者半卧位,保持患者呼吸顺畅,同时应鼓励患者多做深呼吸,加强咳嗽排痰,必要时进行肺康复训练。

3. 设备

常规在床边备好监护设备、再插管用物及各种抢救用设施设备。

4. 气道损害患者的呼吸管理

存在气道损害的患者应该给予湿化的氧气,同时监测呼气末CO_2。鼓励患者深吸气或者咳出分泌物,阻塞性睡眠呼吸暂停综合征患者最好保留气管导管进入ICU监护。拔管后第1个24 h内,应高度警惕创面的出血和呼吸道的梗阻,第2天拔管是较安全的选择。拔管后,鼻咽通气道可改善上呼吸道梗阻;头高位或半坐位能减轻膈肌上抬所致的功能残气量降低;皮质激素能减轻气道损伤所致的炎症性水肿,但是对于颈部血肿等机械性梗阻无效。

第二节 有创机械通气应用监测与护理

一、定义

有创机械通气是指通过建立有创人工气道,如气管插管或气管切开,将患者与呼吸机相连进行正压辅助通气的方式。

二、分类

(一)"定容"型通气和"定压"型通气

1. "定容型"通气

呼吸机以预设通气容量来管理通气,即呼吸机送气达预设容量后停止送气,依靠肺、胸廓的弹性回缩力被动呼气。

常见的定容通气模式有容量控制通气、容量辅助-控制通气、间歇指令通气(IMV)和同步间歇指令通气(SIMV)等,也可将它们统称为容量预设型通气(VPV)。

VPV能够保证潮气量的恒定,从而保障分钟通气量;VPV的吸气流速波形为恒流波形,即方波,不能适应患者的吸气需要,尤其对于存在自主呼吸的患者,这种人-机的不协调将增加对镇静剂和肌松剂的需求,并消耗很高的吸气功,从而诱发呼吸肌疲劳和呼吸困难;当肺顺应性较差或气道阻力增加时,将使气道压过高。

2. "定压型"通气

呼吸机以预设气道压力来管理通气,即呼吸机送气达预设压力且吸气相维持该压力水平,而潮气量是由气道压力与PEEP之差及吸气时间决定的,并受呼吸系统顺应性和气道阻力的影响。

常见的定压型通气模式有压力控制通气(PCV)、压力辅助控制通气(P-ACV)、压力控制-同步间歇指令通气(PC-SIMV)、压力支持通气(PSV)等,统称为压力预设型通气(PPV)。

PPV时潮气量随肺顺应性和气道阻力而改变;气道压力一般不会超过预置水平,利于限制过高的肺泡压和预防VILI;流速多为减速波,肺泡在吸气早期即充盈,利于肺内气体交换。

(二)控制通气和辅助通气

1. 控制通气(CV)

呼吸机完全代替患者的自主呼吸,呼吸频率、潮气量、吸呼比、吸气流速完全由呼吸机控制,呼吸机提供全部的呼吸功。

CV适用于严重呼吸抑制或伴呼吸暂停的患者,如麻醉、中枢神经系统功能障碍、神经肌肉疾病、药物过量等情况。在CV时可对患者呼吸力学进行监测,如静态肺顺应性、内源性PEEP、阻力、肺机械参数监测。

CV参数设置不当,可造成通气不足或过度通气;应用镇静剂或肌松剂将导致分泌物清除障碍等;长时间应用CV将导致呼吸肌萎缩或呼吸机依赖。故应用CV时应明确治疗目标和治疗终点,对一般的急性或慢性呼吸衰竭,只要患者条件许可宜尽早采用"辅助通气支持"。

2. 辅助通气(AV)

依靠患者的吸气努力触发呼吸机吸气活瓣实现通气,当存在自主呼吸时,根据气道内压力降低(压力触发)或气流(流速触发)的变化触发呼吸机送气,按预设的潮气量(定容)或吸气压力(定压)输送气体,呼吸功由患者和呼吸机共同完成。

AV适用于呼吸中枢驱动正常的患者,通气时可减少或避免应用镇静剂,保留自主呼吸以减轻呼吸肌萎缩,改善机械通气对血流动力学的影响,利于撤机过程。

三、常用模式

(一) 辅助控制通气

辅助控制通气(ACV)是辅助通气(AV)和控制通气(CV)两种模式的结合,当患者自主呼吸频率低于预置频率或患者吸气努力不能触发呼吸机送气时,呼吸机即以预置的潮气量及通气频率进行正压通气,即CV;当患者的吸气能触发呼吸机时,以高于预置频率进行通气,即AV。ACV又分为压力辅助控制通气(P-ACV)和容量辅助控制通气(V-ACV)。

1. 参数设置
(1) 容量切换:触发敏感度、潮气量、通气频率、吸气流速/流速波形。
(2) 压力切换:触发敏感度、压力水平、吸气时间、通气频率。

2. 特点
ACV为ICU患者机械通气的常用模式,通过设定的呼吸频率及潮气量(或压力),提供通气支持,使患者的呼吸肌得到休息,CV确保最低的分钟通气量。随病情好转,逐步降低设置条件,允许患者自主呼吸,呼吸功由呼吸机和患者共同完成,呼吸机可与自主呼吸同步。

(二) 同步间歇指令通气

同步间歇指令通气(SIMV)是自主呼吸与控制通气相结合的呼吸模式,在触发窗内患者可触发和自主呼吸同步的指令正压通气,在两次指令通气之间触发窗外允许患者自主呼吸。指令呼吸以预设容量(容量控制SIMV模式)或预设压力(压力控制SIMV模式)的形式送气。

1. 参数设置
潮气量、流速/吸气时间、控制频率、触发敏感度,当设置压力控制SIMV模式时需设置压力水平。

2. 特点
通过设定IMV的频率和潮气量确保最低分钟量;SIMV能与患者的自主呼吸同步,减少患者与呼吸机的对抗,减低正压通气的血流动力学影响;可通过调整预设的IMV的频率改变呼吸支持的水平,即从完全支持到部分支持,减轻呼吸肌萎缩;可用于长期带机的患者的撤机;但不适当的参数设置(如流速及潮气量设定不当)可增加呼吸功,导致呼吸肌疲劳或过度通气。

3. 容量通气方式临床应用
容量方式保证潮气量,适当的流速设定影响潮气量及气道压的变化,其触发方式可为流速或压力触发。近年研究表明：流速触发比压力触发可以明显减轻呼吸功。呼吸机送气流速波形依据肺病变不同（即阻力、顺应性）可采用恒流或减速波方式送气，以利于肺内气体分布改善氧合。该类模式又将压力限制或容量限制整合到模式中去，明显减小压力伤与容积伤的危险。控制通气与自主呼吸相结合方式有利于循序渐进增大自主呼吸，在此期间可与PSV和用，使患者容易过渡到自主呼吸，因此可作为撤机方法之一。在急性呼吸窘迫综合征（ARDS）患者应用容量模式时，呼气末正压（PEEP）设定应注意调整潮气量以避免超过平台压加重肺损伤。当前，应用容量通气模式时，只要参数调节适当可明显减轻或克服传统容量模式许多不利因素，已成为当前ICU常用的呼吸支持的方式之一。

（三）压力支持通气

压力支持通气（PSV）属部分通气支持模式，是具有患者触发、压力目标、流量切换特点的一种机械通气模式，即患者触发通气并控制呼吸频率、潮气量及吸呼比，当气道压力达预设的压力支持水平时，吸气流速降低至某一阈值水平以下时，由吸气切换到呼气。

1. 参数设置

压力、触发敏感度，有些呼吸机有压力上升速度、呼气灵敏度（ESENS）。

2. 临床应用

适用于具有完全的呼吸驱动能力的患者，当设定水平适当时，则少有人机对抗，减轻呼吸功；PSV是自主呼吸模式，支持适当可减轻呼吸肌的废用性萎缩；对血流动力学影响较小，包括心脏外科手术后患者；一些研究认为5～8 cmH$_2$O的PSV可克服气管导管和呼吸机回路的阻力，故PSV可应用于呼吸机的撤离；当患者出现浅快呼吸，应调整PSV水平以改善人机不同步；当管路有大量气体泄露，可引起持续吸气压力辅助，呼吸机就不能切换到呼气相。对于呼吸中枢驱动功能障碍的患者也可导致每分通气量的变化，甚至呼吸暂停而窒息，因此不宜使用该模式。

（四）持续气道正压

持续气道正压（CPAP）是指在自主呼吸条件下，整个呼吸周期以内（吸气及呼气期间）气道均保持正压，患者完成全部的呼吸功，是呼气末正压（PEEP）在自主呼吸条件下的特殊技术。

1. 参数设置

仅需设定CPAP水平。

2. 临床应用

适用于通气功能正常的低氧患者，CPAP具有PEEP的各种优点和作用，如增加肺泡内压和功能残气量，增加氧合，防止气道和肺泡的萎陷，改善肺顺应性，降低呼吸功，对抗内源性PEEP；设定CPAP应根据内源性呼气末正压（PEEP$_i$）和血流动力学的变化，CPAP过高增加气道压，减少回心血量，对心功能不全的患者血流动力学产生不利影响。在CPAP时自主呼吸可使胸内压较相同PEEP时略低。

(五) 双相气道正压通气

双相气道正压通气(BIPAP)指给予两种不同水平的气道正压,在高压力水平(P_{high})和低压力水平(P_{low})之间定时切换,且其高压时间、低压时间、高压水平、低压水平各自可调,从P_{high}转换至P_{low}时,增加呼出气量,改善肺泡通气。该模式允许患者在两种水平上呼吸,可与PSV合用以减轻患者呼吸功。

1. 参数设置

高压水平(P_{high})、低压水平(P_{low})、PEEP、高压时间(T_{insp})、呼吸频率、触发敏感度。

2. 临床应用

BIPAP通气时气道压力周期性地在高压水平和低压水平之间转换,每个压力水平、压力时间均可独立调节,可转化为反比BIPAP或气道压力释放通气(APRV);BIPAP通气时患者的自主呼吸少受干扰,当高压时间持续较长时,增加平均气道压,可明显改善患者的氧合;BIPAP通气时可由控制通气向自主呼吸过渡,不用变更通气模式直至呼吸机撤离。该模式具有压力控制模式特点,但在高压水平又允许患者自主呼吸;与PSV合用时,患者容易从控制呼吸向自主呼吸过渡。因此,该模式既适用于氧合障碍型呼吸衰竭,亦适用于通气障碍型呼吸衰竭。

四、机械通气参数的调整

机械通气参数的调整应结合血流动力学与通气、氧合监护。

(一) 潮气量的设定

在容量控制通气模式下,潮气量的选择应保证足够的气体交换及患者的舒适性,通常依据体重选择,标准为5~12 mL/kg,并结合呼吸系统的顺应性、阻力进行调整,避免气道平台压超过30 cmH_2O。在压力控制通气模式时,潮气量主要由预设的压力、吸气时间、呼吸系统的阻力及顺应性决定;最终应根据动脉血气分析进行调整。

(二) 呼吸频率的设定

呼吸频率的选择根据分钟通气量及目标PCO_2水平,成人通常设定为12~20次/min,急/慢性限制性肺疾病时也可根据分钟通气量和目标PCO_2水平设定为超过20次/min,准确调整呼吸频率应依据动脉血气分析的变化综合调整潮气量与呼吸频率。

(三) 流速调节

理想的峰流速应能满足患者吸气峰流速的需要,成人常用的流速设置在40~60 L/min,根据分钟通气量和呼吸系统的阻力和肺的顺应性调整,流速波形在临床常用减速波或方波。压力控制通气时流速受选择的压力水平、气道阻力及受患者的吸气努力影响。

（四）吸呼比（I:E）设置

I:E的选择基于患者的自主呼吸水平、氧合状态及血流动力学，适当的设置能保持良好的人机同步性，机械通气患者通常设置吸气时间为0.8～1.2 s或吸呼比为1:1.5～2；控制通气患者，为抬高平均气道压、改善氧合可适当延长吸气时间及吸呼比，但应注意患者的舒适度、监测内源性呼气末正压（$PEEP_i$）及对心血管系统的影响。

（五）触发灵敏度调节

一般情况下，压力触发常为-0.5～-1.5 cmH_2O，流速触发常为2～5 L/min，合适的触发灵敏度设置将明显使患者更舒适，促进人机协调。一些研究表明流速触发较压力触发能明显减低患者呼吸功。若设置触发敏感度过高，会引起与患者用力无关的误触发；若设置触发敏感度过低，将显著增加患者的吸气负荷，消耗额外呼吸功。

（六）吸入氧浓度（FiO_2）

机械通气初始阶段，可给高FiO_2（100%）以迅速纠正严重缺氧，以后依据目标PaO_2、PEEP水平、MAP水平和血流动力学状态，酌情降低FiO_2至50%以下，并设法维持SaO_2>90%，若不能达上述目标，即可加用PEEP、增加平均气道压、应用镇静剂或肌松剂；若适当PEEP和MAP可以使SaO_2>90%，应保持最低的FiO_2。

（七）PEEP的设定

设置PEEP的作用是使萎陷的肺泡复张、增加平均气道压、改善氧合，同时影响回心血量及左室后负荷，克服$PEEP_i$引起呼吸功的增加。PEEP常应用于以ARDS为代表的I型呼吸衰竭，PEEP的设置在参照目标PaO_2和氧输送的基础上，将FiO_2与潮气量联合考虑，虽然PEEP设置的上限没有共识，但下限通常在P-V曲线的低拐点（LIP）或LIP之上（2 cmH_2O）；还可根据$PEEP_i$指导PEEP的调节，外源性PEEP水平大约为$PEEP_i$的80%，以不增加总PEEP为原则。

五、呼吸机撤离

（一）撤机指针

导致机械通气的病因好转或祛除后应开始进行撤机指针的评估，包括下列四项内容：

(1) 导致机械通气的病因好转或祛除。

(2) 氧合指标：PaO_2/FiO_2≥150；PEEP≤5 cmH_2O；FiO_2≤0.4；pH≥7.25；COPD患者：pH>7.30，PaO_2>50 mmHg，FiO_2<0.35。

(3) 血流动力学稳定，没有心肌缺血动态变化，临床上没有显著的低血压[不需要血管活性药的治疗或只需要小剂量的血管活性药物，如多巴胺或多巴酚丁胺<5 ug/(kg·min)]。

(4) 有自主呼吸的能力。

撤机常用的筛查标准如表5.4所示。

表5.4 撤机常用的筛查标准

标　　准	说　　明
客观的测量结果	足够的氧合(如:$PaO_2 \geq 60$ mmHg且$FiO_2 \leq 0.35$;PEEP≤ 5 cmH_2O;$PaO_2/FiO_2 \geq 150$)。 稳定的心血管系统(如:HR≤ 140;血压稳定;不需(或最小限度的)血管活性药)。 没有高热。 没有明显的呼吸性酸中毒。 血色素≥ 8 g/dL。 良好的精神活动(如:可唤醒,GCS≥ 13,没有连续的镇静剂输注)。 稳定的代谢状态(如:可接受的电解质水平)
主观的临床评估	疾病的恢复期;医师认为可以撤机;咳嗽能力的评估

(二) 自主呼吸试验

符合筛查标准的患者并不一定能够成功撤机,因此,需要对患者自主呼吸的能力做进一步的判断,目前较准确的预测撤机的方法是三分钟自主呼吸试验,包括三分钟T-管试验和CPAP 5 cmH_2O/PSV试验。三分钟自主呼吸试验期间医生应在患者床旁密切观察患者的生命体征,当患者情况超出下列指标时应中止自主呼吸试验,转为机械通气:

(1) 呼吸频率/潮气量(L)(浅快指数)应<105。

(2) 呼吸频率应>8次/min或<35次/min。

(3) 自主呼吸潮气量应>4 mL/kg。

(4) 心率应<140次/min或变化$<20\%$,没有新发的心律失常。

(5) 氧饱和度应$>90\%$。

三分钟自主呼吸通过后,继续自主呼吸30~120 min,如患者能够耐受可以预测撤机成功,准备拔除气管插管。文献报道观察30 min与120 min的拔管成功率无差异,在自主呼吸实验(SBTs)阶段进行监测评估,可以得到最有用的撤机信息以帮助临床决策。研究发现通过SBTs 30~120 min的患者至少有77%可以成功撤机。导致SBTs失败的原因有多种,但应注意气管插管引起的不适或持续气道正压通气(CPAP)伺服阀不敏感/触发不良这些医源性因素。

常用的耐受SBTs的标准如表5.5所示。

表5.5 常用的耐受SBTs的标准

标　　准	描　　述
SBTs成功的客观指标	动脉血气指标($FiO_2<40\%$,$SpO_2 \geq 85\%$;$PaO_2 \geq 50$ mmHg;pH≥ 7.32;$PaCO_2$增加≤ 10 mmHg)。 血流动力学稳定(HR<120次/min;HR改变$<20\%$;90 mmHg$<$收缩压<180 mmHg;血压改变$<20\%$,不需要用血管活性药)。 呼吸(例如:RR≤ 30次/min;RR改变不$>50\%$)

标 准	描 述
SBTs失败的主观临床评估指标	精神状态的改变(例如:嗜睡、昏迷、兴奋、焦虑)。 出汗。 呼吸做功增加(使用辅助呼吸肌,矛盾呼吸)

(三) 气道评估

拔管失败的原因与撤机失败的原因不同。撤机失败常指不能中断呼吸机支持,而拔管失败的原因多见于上气道梗阻或患者气道保护能力差、气道分泌物清除能力不足。气管拔管后上气道梗阻的风险增加与机械通气的时间、性别、创伤和反复或创伤性插管有关。

1. 气道通畅程度的评价

机械通气时,把气管插管的气囊放气以检查有无气体泄漏,可以用来评估上气道的开放程度(气囊漏气试验)。出现拔管后喘鸣的患者,可以使用类固醇和/或肾上腺素(也可用无创通气和/或氦氧混合气)治疗,而无需重新插管。如果患者漏气量较低,也可在拔管前24 h使用类固醇和/或肾上腺素预防拔管后喘鸣。还应注意,漏气量变低可能是由于分泌物在气管插管周围结痂形成外皮所致而非上气道水肿狭窄。当漏气量低的患者拔管时,应将再插管的设备(包括气管切开设备)准备好。

2. 气道保护能力的评价

患者的气道保护能力对拔管成功是至关重要的。对患者的气道评估包括吸痰时咳嗽的力度、有无过多的分泌物和需要吸痰的频率(吸痰频率应＞2 h/次或更长)。神经肌肉病变和脊髓损伤的患者,有较好的咳嗽能力,预示可以拔管。

(四) 术后机械通气患者的呼吸机撤离

术后患者呼吸机的撤离是一个重要问题。术后患者24 h不能脱离呼吸机的主要原因是呼吸驱动力受到抑制和疼痛问题。进行适当的镇静、镇痛治疗有可能缩短机械通气的时间。

手术后患者的呼吸驱动力不够时,可应用辅助控制通气模式。对那些短时间恢复自主呼吸的患者,可降低通气支持水平,尽快撤机。

(五) 长期机械通气的撤机

除非有明确的不可逆疾病的证据,撤机失败3个月,即为长期机械通气(PMV)。

长期机械通气的患者很少采用每日自主呼吸试验,常使用辅助通气模式并逐步降低呼吸机条件以锻炼患者的呼吸肌。通常大约在通气支持条件降低到一半时,患者可转换到SBTs步骤。撤机锻炼的过程中医务人员应留在患者身边,给予患者心理支持并小心避免不必要的肌肉疲劳。

六、血气分析相关知识

(一) 常用指标

(1) pH：7.35～7.45，<7.35 提示酸中毒，>7.45 提示碱中毒。

(2) $PaCO_2$：35～45 mmHg，>45 mmHg 提示呼吸性酸中毒，<35 mmHg 提示呼吸性碱中毒。

(3) HCO_3^-：包括标准碳酸氢盐(SB)和实际碳酸氢盐(AB)，正常值 22～27 mmol/L。若 AB<SB，提示呼吸性碱中毒；AB>SB，提示呼吸性酸中毒。

(4) H_2CO_3：正常值 1.2 mmol/L。

(5) BE：±3，>3 提示代谢性碱中毒，<-3 提示代谢性酸中毒。

(二) 诊断标准

反映酸碱平衡的三大基本要素：

1. pH

酸血症 pH<7.35，碱血症 pH>7.45。

2. HCO_3^-

(1) 代酸：HCO_3^-<24 mmol/L，体内酸性物质积聚或产生过多，或 HCO_3^- 丢失过多，是最常见的一种酸碱失衡。

(2) 代碱：HCO_3^->24 mmol/L，体内 H^+ 丢失或 HCO_3^- 增多所致。

3. $PaCO_2$

(1) 呼酸：$PaCO_2$>45 mmHg 是由于肺泡通气及换气功能减弱，不能充分排出体内 CO_2，致使血液中的 $PaCO_2$ 增高，引起高碳酸血症。

(2) 呼碱：$PaCO_2$<35 mmHg 是由于肺泡通气过度，体内 CO_2 排出过多，致使血液中 $PaCO_2$ 减少，引起低碳酸血症。

(三) 判断步骤

第一步：看 pH。正常 pH 为 7.40±0.05。如果 pH≤7.35 为酸中毒，pH≥7.45 为碱中毒。

第二步：看 pH 和 PCO_2 改变的方向。同向改变（PCO_2 增加，pH 也升高，反之亦然）为代谢性，异向改变为呼吸性。

第三步：如果是呼吸性的，再看 pH 和 PCO_2 改变的比例。正常 PCO_2 为 40±5 mmHg。单纯呼吸性酸/碱中毒，PCO_2 每改变 10 mmHg，则 pH 反方向改变 0.08（±0.02）。例如，如果 PCO_2 是 30 mmHg（降低 10 mmHg），那么 pH 应该是 7.48（增加 0.08）；如果 PCO_2 为 60 mmHg（增加 20 mmHg），则 pH 应为 7.24（降低 2×0.08）。

七、有创机械通气患者护理要点

1. 保证呼吸机正常工作
（1）机械通气患者需密切观察病情，保证呼吸机正常工作，避免出现意外脱管、呼吸机故障、人机对抗、气压伤（如气胸、皮下气肿）等。

（2）及时、准确记录上机时间、设置的参数，如PEEP、呼吸频率、潮气量、氧浓度。检查通气模式是否正常、各参数是否准确可靠、报警系统是否完好。

（3）固定好呼吸机并与患者保持一定的距离（防意外脱管），定时清理积水杯冷凝水，定期更换呼吸机管道，做好呼吸机使用登记。

2. 人工气道护理
（1）保证气管插管位置正确和气道畅通，根据痰液黏稠情况选择合理的湿化液温度，保持人工气道湿润，并及时清理呼吸道中的分泌物。

（2）保持气囊压力在正常范围内，每班检查气囊充盈度。气囊压力过高可能造成黏膜缺血、缺氧，气囊压力较低可能会导致口腔分泌物下行、气道闭合不严。

（3）注意吸痰的无菌操作，吸痰前后进行肺部听诊，以及判断吸痰的效果，并加强翻身、拍背。

3. 预防感染
（1）患者病情较重、抵抗力较弱，在进行更换呼吸机管路时，应加强无菌观念，以降低患者感染的概率。

（2）定时清洁呼吸机外表及配件。

4. 饮食护理
患者通过鼻饲给予肠内营养时，要抬高床头45°，以免在进食或吸痰的操作下引起食道反流，导致误吸。

5. 心理护理
（1）使用呼吸机前要向意识清醒的患者交代使用呼吸机的必要性及如何配合。

（2）建立人工呼吸道后患者失去了语言表达能力，要积极采用非语言的沟通方式加强与患者的交流，了解其需求，提供必要的帮助。

（3）安排家人、朋友的探访，缓解其心理压力，促进康复。

（4）如果不能配合或烦躁以及无法接受解释，遵医嘱使用适量镇静剂以免出现人机对抗等影响治疗效果。

第三节 呼吸机相关性肺炎集束化干预预防措施

一、定义

呼吸机相关肺炎（Ventilator-Associated Pneumonia，VAP），是医院获得性肺炎中最常见和最重要的类型，是机械通气治疗最常见的并发症之一。它是建立人工气道（气管插管或气管切开）并接受机械通气时所发生的肺炎，包括发生肺炎48 h内曾经使用人工气道进行机械通气者。

相关定义：

(1) 人工气道（Artificial Airway，AA）。为保证气道通畅而在生理气道与其他气源之间建立的连接，分为上人工气道和下人工气道。上人工气道包括口咽气道和鼻咽气道，下人工气道包括气管插管和气管切开等。

(2) 机械通气（Mechanical Ventilation，MV）。借助呼吸机建立气道口与肺泡间的压力差，给呼吸功能不全的患者以呼吸支持，即利用机械装置来代替、控制或改变自主呼吸运动的一种通气方式。根据机械通气是否建立人工气道分为无创正压通气和有创正压通气。

(3) 有创正压通气（Invasive Mechanical Ventilation，IMV）。需建立人工气道，经鼻或经口气管插管、气管切开等有创方式将患者与呼吸机相连进行正压辅助通气的方式。

(4) 声门下分泌物吸引气管导管（Endotracheal Tube with Subglottic Secretion Drainage）。一种在气囊上方带侧腔的气管导管，可用于气管插管患者定时或持续吸引积存于声门下气囊上方分泌物。

(5) 选择性消化道脱污染（Selective Decontamination of the Digestive Tract，SDD）。局部使用抗菌药物以杀灭口咽部和胃肠道的条件致病性需氧微生物。

(6) 加热湿化器（Heated Humidifier，HH）。将无菌水加热，产生水蒸气，与吸入气体混合，使吸入气体加温、加湿的装置。

二、医务人员的相关干预预防措施

(1) 一线医务人员和辅助人员应确保在任何时候他们的做法都是符合感染防控要求的。

(2) 医院及科室的领导应确保每名医务人员各负其责。

(3) 医务人员应不断改进VAP预防及控制的培训方案，把预防措施提供给医务人员、患者及其家属。

(4) 开展呼吸机相关诊疗工作的有关部门，应配备足够数量、受过专门训练、具备独立工作能力的医护人员。

(5) 医务人员应严格遵守手卫生规范。

(6) 医务人员应在实施标准预防的基础上,掌握不同病原体的主要传播途径和相应隔离措施的知识和技能,包括接触隔离、空气隔离和飞沫隔离。

(7) 医务人员出现呼吸道感染综合征,应避免直接接触患者。

(8) 从事呼吸机相关诊疗工作的医务人员,每年宜接种流感疫苗。

三、患者的相关干预预防措施

(1) 若无禁忌证,患者床头应抬高,以30°~45°为宜。

(2) 应定时进行口腔卫生护理,至少每6~8 h一次,尤其对经口气管插管的患者。

(3) 宜使用含有0.1%~0.2%氯己定的消毒剂漱口、清洁口腔黏膜、擦拭或冲洗牙齿。

(4) 实施肠内营养时,应监测患者胃肠营养的耐受性,避免胃过度膨胀,宜采用远端超过幽门的鼻饲管,注意控制容量和输注速度;条件许可时应尽早拔除鼻饲管。

(5) 多重耐药菌如甲氧西林耐药金黄色葡萄球菌(MRSA)、多重耐药或泛耐药鲍曼不动杆菌(MDR/PDR-AB)、耐碳青霉烯肠杆菌科细菌(CRE)等感染或定植者,应采取接触隔离措施。

(6) 应规范人工气道患者抗菌药物的预防性使用。

(7) 限制抑酸剂使用。

四、医用物品的相关干预预防措施

(1) 应遵循医疗卫生机构消毒、灭菌基本要求。

(2) 使用中的呼吸机外壳、按钮、面板应保持清洁。有明显污染、遇感染暴发或耐药菌流行时应消毒。

(3) 无菌物品应一人一用一灭菌。接触患者黏膜的物品应一人一用一消毒。中度和高度危险性医用物品如呼吸机螺纹管、金属接头、湿化罐等,宜由消毒供应中心(CSSD)集中处理。

(4) 对呼吸机内部不必进行常规消毒,除非有明显污染。

五、气道管理的相关干预及预防措施

(1) 严格掌握气管插管指征。对于需要辅助通气患者,应尽量采用无创正压机械通气(NIPV)。

(2) 宜选择经口气管插管,经鼻气管插管可增加肺炎的风险。短期内(2周)不能撤除人工气道的患者,宜尽早选择气管切开。

(3) 应选择型号合适的气管插管,并常规进行气囊压力监测,气囊压力应保持在至少20 cmH$_2$O以上,最佳为25~30 cmH$_2$O。

(4) 插管时间可能超过72 h的患者,宜选用带声门下分泌物吸引的气管导管。

(5) 尽早拔除气管插管。每日停用或减量镇静剂一次,评估是否可以撤机或拔管。同时要尽量避免拔管后再插管。

（6）应及时抽吸气道分泌物。当转运患者、改变患者体位或插管位置、气道有分泌物积聚时，应及时吸引气道分泌物。

（7）可采用开放式吸痰。对于部分多重耐药菌或泛耐药菌如 MRSA、MDR/PDR-AB、CRE 的感染或定植，以及疑似有传染性的呼吸道感染患者，宜采用密闭式吸痰装置。

（8）抽吸气道分泌物时，医务人员应严格遵守无菌技术操作规程，每次吸引应充分。

（9）不要频繁更换呼吸机管道，除非有明显污染或功能出现障碍。我国大部分医疗机构常规一周更换一次呼吸机管道，但若污染或功能出现障碍时应立即更换。

（10）呼吸机管路集水杯中的冷凝水，应及时倾倒，操作时要谨慎，避免冷凝水流入气管插管和呼吸机管路上的湿化器或雾化器内。冷凝水应倒入 1:50 配比的 84 消毒液中，不应随意倾倒在室内地面上。

（11）应在管路中常规应用气道湿化装置，但不应常规使用微量泵持续泵入湿化液进行湿化。加热湿化器内添加用水，应为无菌水。

第四节　呼吸机相关性肺炎临床监测方法

一、发病率监测

由医院获得性感染（HAI）管理专职人员或经过培训的临床医务人员前瞻性主动收集数据，但 VAP 病例的确认应由 HAI 管理专职人员做出最终判断。

$$呼吸机使用率 = \frac{使用呼吸机总日数}{患者住院总日数} \times 100\%$$

$$VAP 发生率 = \frac{VAP 发病例次数}{使用呼吸机总日数} \times 1000‰$$

二、依从性监测

由 HAI 管理专职人员或经过培训的临床医务人员在患者使用呼吸机期间观察和记录"VAP 预防实践依从性检测表"（表5.6、表5.7），监测 VAP 预防措施落实依从性。

$$单个实践项目依从性 = \frac{使用呼吸机的患者中某实践项目依从性人数}{使用呼吸机患者人数} \times 100\%$$

$$干预组合依从性 = \frac{使用呼吸机的患者中干预组合的依从性人数}{使用呼吸机的患者人数} \times 100\%$$

表5.6　VAP预防实践依从性检测表一

日期	床号姓名	床头抬高	每日停用镇静剂	每日评估	每日自主呼吸实验	预防消化性溃疡	预防深静脉血栓
		□	□	□	□	□	□
		□	□	□	□	□	□
		□	□	□	□	□	□
		□	□	□	□	□	□
		□	□	□	□	□	□
		□	□	□	□	□	□

表5.7　VAP预防实践依从性检测表二

日期	床号姓名	采取口腔护理		口腔护理是否正确		气管插管是否必要		口腔护理频次	护理液名称
		是	否	是	否	是	否		

第五节　无创机械通气应用监测与护理

一、定义

无创机械通气指无须建立有创人工气道，通过鼻罩、口鼻面罩或全脸面罩等无创方式将患者与呼吸机相连进行正压辅助通气的方式。

二、无创机械通气常用模式与参数的调整

无创呼吸机工作模式主要有持续气道正压通气（CPAP）和双水平气道正压通气（BiPAP）两类工作模式。常见的参数主要包括：

1. 吸气相气道正压（IPAP）

IPAP代表吸气相输出的压力，是指患者或呼吸机触发后输送的高压相压力。为了获得更好的人际协调性，初始设置$4\sim10$ cmH_2O，经过$5\sim20$ min逐步增加至合适水平（至患者最高耐受值后下降2 cmH_2O）。IPAP常用范围$10\sim25$ cmH_2O，最大值不宜超过25 cmH_2O，以免超过食道下端贲门括约肌张力而引起胃肠胀气。而实际呼吸机对患者的压力支持为PS＝IPAP－EPAP。压力支持PS值越高，对患者的支持越大、潮气量越高、氧分压越高、二氧化碳分压越低。

2. 呼气相气道正压（EPAP）

EPAP是指呼吸机在呼气相维持的低相压力。其作用相当于PEEP，可以增加功能残气量、扩张陷闭肺泡、改善氧和、对抗PEEPi、降低呼吸做功。同时，增加EPAP可以降低二氧化碳重复吸入的潜在危险，更高的压力将使呼气口产生更多的流量，有助于排出回路中的二氧化碳，进而防止重复吸入。一般EPAP达4 cmH$_2$O即可有效清除面罩和管路里的二氧化碳。一般设置4~8 cmH$_2$O，I型呼衰时可适当上调。

3. 呼吸频率（RR/BPM/f）

在T模式下，设定的呼吸频率就是患者的实际呼吸频率。而在S/T或PCV模式下，设定的呼吸频率为后备频率（安全频率），决定患者的最长呼吸周期（60/RR），当患者的呼吸周期小于60/RR时，为S（S/T模式下）或A（PCV模式下）通气；当患者呼吸周期大于60/RR时，为T通气。一般设置10~20次/min，设置过低无法保证最低通气需求，设置过高可能会干预患者自主呼吸。

4. 吸气时间（Ti）

Ti一般在T通气或A通气时控制患者的吸气时间，在S通气时不起作用（自主转换）。一般设置为0.8~1.2 s。

5. 压力上升时间（Rise Time）

触发吸气后压力达到目标压力（即IPAP）的速度，一般设置为0.05~0.3 s（或2~3档），上升太快患者会感觉气流大，太慢会增加患者吸气做功。目的是增加舒适度。

6. 压力延迟上升时间

与压力上升时间不同，压力延迟上升时间是通过逐渐增加设置间隔期间从辅助治疗到设置压力的吸气和呼气压力（IPAP和EPAP/CPAP），有助于患者适应通气。一般设置5~30 min，呼吸机逐渐增加至目标压力，有助于降低患者初始带机时的恐惧及不耐受状况。但不适合在严重呼吸困难或抢救患者时应用。

7. 吸氧浓度（FiO$_2$）

对于内置供氧模块的无创呼吸机，可直接进行调节，调节范围：21%~100%。

三、无创机械通气上机流程

（1）患者准备：确保患者处于合适、稳定的呼吸状态。对患者进行必要的情况记录和体格检查。

（2）无创呼吸机准备：打开无创呼吸机，并连接其电源。

（3）检查呼吸机的外观和功能性，确保呼吸机正常运行。设置呼吸机参数。

（4）根据患者情况，设置合适的吸气压力、呼气压力和通气模式，根据需求调整呼吸机的触发敏感度和氧合参数。根据患者的面部形态和舒适度，选择合适的面罩或鼻罩。使用正确的尺寸和位置来安装面罩或鼻罩。连接管道和呼气阀。

（5）连接一端的管道到呼吸机的出气口。连接另一端的管道到患者的面罩或鼻罩，确保呼气阀的功能正常。启动呼吸机。

（6）确保呼吸机开关在关闭状态。将呼吸机开关调至"ON"或"START"位置。

（7）确认呼吸机开始工作并提供正常的通气，监测患者的呼吸频率、血氧饱和度等情况。

（8）根据监测结果和患者的反应，调整呼吸机参数。记录和报告记录患者使用无创呼吸机的开始和结束时间，记录患者的反应和任何不适情况。

四、无创机械通气患者护理要点

1. 无创机械通气前

（1）无创机械通气需患者意识清醒，咳痰能力较强，血流动力学稳定，具有较好的自主配合能力。

（2）根据患者情况，选择合适的面罩和头带。

（3）间歇期间使用面罩或鼻导管吸氧，根据病情选择合适的氧流量，可取半卧位，使头、颈、肩在同一平面上，头稍向后仰防止呕吐和误吸，并做好通气前适应性训练。

2. 无创机械通气过程中

（1）注重观察疗效，包括有无人机对抗、患者意识、血氧饱和度和血气结果。可根据血气结果及患者情况调节呼吸机参数。

（2）加强气道湿化，可协助患者间歇喝水，缓解口咽干燥症状，同时可以稀释痰液。

（3）加强患者自主排痰。必要时可采用吸痰手段清除患者气道分泌物。

（4）加强心理护理，可主动与患者沟通呼吸机的使用时间，告知其病情好转的结果；及时处理仪器警报，解除患者恐惧、紧张情绪；增强患者战胜病魔的信心和决心。

（5）加强对呼吸机管道及鼻面罩的清洁与消毒。

（6）避免相关并发症的发生，如胃肠胀气、面罩受压处皮肤的压伤或破损等。

3. 无创机械通气撤机

（1）向患者解释操作目的，说明撤机的必要性，消除患者的依赖情绪，取得患者配合。

（2）脱机之后对患者的呼吸进行干预，指导患者掌握正确的呼吸方法，进行呼吸肌的功能性训练，并鼓励患者咳嗽、有效排痰，以提高撤机成功率。

第六章 ICU护理专科质量监测指标

第一节 呼吸机相关性肺炎感染发生率

一、指标名称

呼吸机相关性肺炎（VAP）发生率。

二、指标定义

呼吸机相关性肺炎发生率是指统计周期内住院ICU患者发生的呼吸机相关性肺炎例数与该周期内患者使用呼吸机总日数的比例。

三、指标类型

结果指标。

四、对象选择

统计周期内ICU所有使用呼吸机的患者。

五、呼吸机相关性肺炎感染诊断

VAP的诊断主要依据临床表现，并结合影像学改变和病原学检查。

临床诊断：胸部X线影像可见新发生的，或进展期的浸润阴影；如同时满足至少以下2项：① 体温≥38℃，或<36℃；② 气管支气管出现脓性分泌物；③ 外周血细胞计数>10×10^9/L，或<10×10^4/L。

六、相关概念

1. 呼吸机相关性肺炎

呼吸机相关性肺炎是指机械通气（MV）48 h 后至拔管后 48 h 内出现的肺炎，是医院获得性肺炎（HAP）的重要类型。

2. 有创呼吸机使用总日数

统计周期内住院患者使用有创呼吸机的总日数。

七、基本公式

$$\text{VAP发生率} = \frac{\text{同期VAP发生例数}}{\text{统计周期患者使用有创呼吸机总日数}} \times 1000\text{‰}$$

分子：即统计周期内病区住院患者中新发呼吸机相关性肺炎的例次数。
分母：即统计周期内每日住院患者中有创机械通气使用人数之和。

八、统计周期

根据单位自身情况可以采用月、季度或年。

九、指标改善

比率的下降或稳定在基线水平。文献检索结果显示，国内外各个医疗机构 VAP 的发生率各不相同，我国 VAP 发生率在 8.4～49.3 例/1000 机械通气日；而发达地区的医疗机构 VAP 的发生率达到<2 例/1000 机械通气日。

十、指标意义

反映呼吸机相关性肺炎感染情况和医院感染防控情况。发生率的高低与医护人员的消毒隔离措施、无菌技术、气管导管集束化措施和手卫生等执行情况密切相关，可指引临床管理者把控过程质量。本指标可用于同级医院间的横向比较，评价医院感染控制与护理管理质量。

十一、数据采集的方法

由主班人员每日统计前日晨 08:00 到今晨 08:00 使用呼吸机的患者数，由医生和院感科监控护士共同确定每月发生呼吸机相关性肺炎发生例数。

第二节 中心静脉导管相关性血流感染发生率

一、指标名称

中心静脉导管相关性血流感染(CRBSI)发生率。

二、指标定义

中心静脉导管相关性血流感染发生率是指统计周期内中心导管相关血流感染发生例次与统计周期内该监护室中心导管插管留置的总日数的比例。

三、指标类型

结果指标。

四、对象选择

统计周期内ICU所有存在中心静脉置管的患者。

五、中心静脉导管相关性血流感染诊断

血管内导管的病原学培养,在给予抗感染药物之前抽取双份血培养,一份由血管内导管抽取,另一份由外周静脉抽取,如果不能由外周静脉抽血,应该从血管内导管不同腔的端口抽取2份以上血标本。至少一份外周静脉穿刺取样的血标本和导管尖端培养发现同一种致病微生物;外周静脉穿刺所取标本和经导管所取标本血培养均为同一阳性结果,定量血培养结果或者不同标本血培养阳性报警时间差(DTP)达到CRBSI诊断标准。

六、相关概念

1. 常见的中心导管

非隧道式中心导管、隧道式中心静脉导管、经外周静脉置入中心静脉导管(PICC)和完全植入式导管(PORT)。

2. 中心静脉导管留置日数

统计周期内住院患者留置中心静脉导管的总日数。

七、基本公式

$$\text{CRBSI发生率} = \frac{\text{中心静脉插管患者中血流感染人数}}{\text{患者中心静脉插管总日数}} \times 1000‰$$

分子:即统计周期内住院病区患者中新发生血流感染例次数。
分母:即统计周期内每日住院病区患者中心血管导管使用人数之和。

八、统计周期

根据单位自身情况可以采用月、季度或年。

九、指标改善

比率下降。文献检索结果显示,国际上ICU导管相关性血流感染发生率约为2‰,一些地区医学中心实现零感染。2000年发表在Lancet的一项队列研究显示,CRBSI发病率干预前后分别为11.3例/千插管日和3.8例/千插管日(RR=0.33,95%CI=0.20~0.56)。

十、指标意义

反映中心血管导管相关性血流感染情况和医院感染防控情况。发生率的高低与医护人员的消毒隔离措施、无菌技术、中心静脉导管集束化措施和手卫生等执行情况密切相关,可指引临床管理者把控过程质量。本指标可用于同级医院间的横向比较,评价医院感染控制与护理管理质量。

十一、数据采集的方法

由主班人员每日统计前日晨08:00到今晨08:00使用中心静脉置管的患者数,由医生和院感科监控护士共同确定每月发生血管导管相关性血流感染例数。

第三节 泌尿道插管相关泌尿道感染发生率

一、指标名称

泌尿道插管相关泌尿道感染(CAUTI)发病率。

二、指标定义

留置导尿管相关泌尿感染发生率是指统计周期内 ICU 导尿管患者中泌尿系感染人数与统计周期内患者使用导尿管总日数的比例。

三、指标类型

结果指标。

四、对象选择

统计周期内 ICU 所有留置导尿管的患者。

五、泌尿道插管相关泌尿道感染诊断

临床诊断：患者出现尿频、尿急、尿痛等尿路刺激症状，或者有下腹触痛、肾区叩痛，伴有或不伴有发热，并且尿检白细胞男性≥5个/高倍视野、女性≥10个/高倍视野，插导尿管者应当结合尿培养进行诊断。

六、相关概念

1. 留置导尿管相关泌尿系感染

留置导尿管相关泌尿系感染主要是指患者留置导尿管后，或者拔除导尿管 48 h 内发生的泌尿系统感染。

2. 留置导尿管总日数

统计周期内 ICU 所有留置导尿管的总日数。

七、基本公式

$$CAUTI发生率 = \frac{发生导尿管相关泌尿系统感染总人数}{放置导尿管的患者总日数} \times 1000‰$$

(1) 分子：即统计周期内病区住院患者中新发生尿路感染的例次数。
(2) 分母：即统计周期内每日病区患者中导尿管使用人数之和。

八、统计周期

根据单位自身情况可以采用月、季度或年。

九、指标改善

比率下降。文献检索结果显示,2009年美国重症监护室CAUTI的感染率仅在3.1‰~7.4‰,国内报道数据不一,范围较大。

十、指标意义

该指标的降低可减少患者泌尿道感染发生率,减少患者痛苦,方便治疗,减少住院时间,减少患者住院费用。

十一、数据采集的方法

由主班人员每日统计前日晨08:00到今晨08:00使用泌尿道插管的患者数,由医生和院感科监控护士共同确定每月发生导尿管相关尿路感染发生例数。

第四节 非计划性拔管发生率

一、指标名称

非计划性拔管(UXE)发生率:
(1) 胃管UXE发生率。
(2) 尿管UXE发生率。
(3) 人工气道UXE发生率。
(4) 中心静脉导管UXE发生率。

二、指标定义

非计划性拔管是指患者有意造成或任何意外所致的留置管道的拔管,即非医护人员计划范畴内的拔管。包含以下情况:① 未经医护人员同意患者自行拔除;② 各种原因导致的导管的滑脱;③ 因导管质量问题及导管堵塞等情况需要提前拔除的导管。

三、指标类型

结果指标。

四、对象选择

统计周期内ICU所有留置胃管、尿管、气管插管、深静脉置管的患者。

五、相关概念

1. 非计划拔管

又称意外拔管,指发生意外导致的拔管或患者有意拔管。其实质是指非医护人员计划范畴内的拔管,通常包括以下情况:未经医务人员同意患者自行拔除导管;各种原因导致的导管滑脱;因导管质量问题及导管堵塞等情况需要提前拔除的导管。

2. 导管留置例数

统计周期内住院患者留置某导管的总例数。

六、基本公式

$$UEX发生率 = \frac{同期某导管UXE例数}{统计周期内该导管留置总日数} \times 1000‰$$

(1) 分子:即统计周期内病区患者该导管UEX例次数。
(2) 分母:即统计周期内每日病区住院患者中相关导管置管人数之和。

七、统计周期

根据单位自身情况可以采用月、季度或年。

八、指标改善

比率下降或稳定在基线水平。

九、指标意义

降低住院患者导管非计划性拔管的发生率,降低不良事件的发生率。

十、数据采集的方法

由主班人员每日统计前日晨08:00到今晨08:00使用相关导管插管的患者数,由医生、护士长和责任护士共同判断导管非计划性拔管例数。

第五节　ICU失禁性皮炎发生率

一、指标名称

ICU失禁性皮炎发生率。

二、指标定义

ICU失禁性皮炎发生率指统计周期内住院ICU的失禁患者发生失禁性皮炎例数与该周期内失禁患者总例数的比例。

三、指标类型

结果指标。

四、对象选择

统计周期内ICU发生失禁的患者。

五、失禁性皮炎判断

大小便浸润,导致阴部、肛门口周围皮肤受损,出现发红、发亮、散布性红疹、表皮破损、疼痛等症状。排除其他皮肤病原因。

六、相关概念

失禁性皮炎:指皮肤长期或反复暴露于尿液和粪便中所造成的炎症,伴/不伴有水疱或皮肤破损。

七、基本公式

$$ICU失禁性皮炎发生率=\frac{同期患者失禁性皮炎发病例数}{统计周期内住院患者总人数}\times100\%$$

(1) 分子:即统计周期内住院病区患者中新发生的失禁性皮炎的例数。
(2) 分母:即统计周期内住院患者的总人数。

八、统计周期

根据单位自身情况可以采用月、季度或年。

九、指标改善

数值下降或稳定在自身基线水平。美国文献报道住院患者失禁性皮炎的患病率为20%～27%,发病率为19%～50%。失禁性皮炎在重症监护病房中发病率高达36%～50%。

十、指标意义

该指标的降低可提高患者舒适度,减少患者的经济负担、心理负担及感染机率,提高护士对于皮肤护理的水平。

十一、数据采集的方法

由主班人员每月统计住院患者数,由护士长、监测护士、责任护士共同确定失禁性皮炎发生例数。

第六节　住院患者院内压力性损伤发生率

一、指标名称

住院患者院内压力性损伤发生率。

二、指标定义

住院患者院内压力性损伤发生率是指统计周期内住院患者新发生压力性损伤病例数与

该周期内住院患者总例数的比例。

三、指标类型

结果指标。

四、对象选择

统计周期内所有入院24 h后住院患者。

五、压力性损伤发生判断

出现持续性红斑、按压不变白的1期压力性损伤即可判定。

六、相关概念

住院患者院内压力性损伤是指患者在住院期间获得的压力性损伤,即患者入院24 h后发生的或入院24 h后才在护理文书中记录的压力性损伤。

七、计算公式

$$院内压力性损伤发生率 = \frac{同期住院患者压力性损伤新发病例数}{统计周期内住院患者总数} \times 100\%$$

(1) 分子:即统计周期内病区患者中新发院内压力性损伤的例数。
(2) 分母:即统计周期内病区住院患者总数。

八、统计周期

根据单位自身情况可以采用月、季度或年。

九、指标改善

数值下降或稳定在自身基线水平。

十、指标意义

住院患者院内压力性损伤发生率反映了患者医疗护理安全状况及医疗机构的护理管理质量水平。该指标的降低可提高患者舒适度,减少患者的经济负担、心理负担及感染机率,提高护士对于皮肤护理的水平。

十一、数据采集的方法

由主班人员每月统计患者数,由护士长、监测护士、伤口造口专科护士共同确定住院患者院内压力性损伤发生例数。

第七节　住院患者身体约束率

一、指标名称

住院患者身体约束率。

二、指标定义

身体约束指对住院患者在医疗机构任何场所,采用任何徒手或物理的、机械的设备、材料,或者使用患者附近不易移动的设施,来限制患者活动或正常运用身体的自由。其使用率即统计周期内住院患者约束具使用天数与统计周期内住院患者总人日数的比例。

三、指标类型

过程指标。

四、对象选择

统计周期内ICU所有使用约束具的患者。

五、相关概念

1. 约束
一切用身体、药物、环境等措施来限制患者活动能力的行为。

2. 身体约束
使用任何物理或机械性设备、材料或工具附加在或邻近于患者的身体,患者不能轻易将其移除,限制患者的自由活动或使患者不能正常接近自己的身体。

六、基本公式

$$住院患者身体约束率 = \frac{同期住院患者身体约束总日数}{统计周期内住院患者人日数} \times 100\%$$

(1) 分子：即统计周期内病区住院患者中身体约束人数之和。
(2) 分母：即统计周期内病区住院患者实际总床日数。

七、统计周期

可根据质量管理评价部门要求确定统计周期，如每月、每季度、每年。"约束天数"每班由相关成员观察每位患者使用约束具情况，每位患者每天使用1次或1次以上计1天，约束1个部位或同时约束多个部位均计1次。

八、指标改善

数值下降或稳定在自身基线水平。朱胜春报道国内同类ICU发生率为39.04%。

九、指标意义

约束是护理质量敏感性指标，约束指标的监测可以改善患者安全状况，正确的约束行为需要医护一体化实行，约束指标需要与其他指标联合运用，以指标监测获得信息为引导的持续性质量改进活动，是日常医院患者安全管理的重要内容。

第七章　ICU专科技术操作

第一节　口咽通气道操作流程/考核细则及评分标准

一、口咽通气道操作流程

评估
- 患者评估:评估患者病情、意识状态、生命体征、吸氧浓度等;评估患者有无口腔、咽部及气道分泌物,有无义齿、牙齿松动、黏膜破损及舌后坠情况;评估患者有无口咽通气道放置禁忌症。评估患者门齿至耳垂或下颌角的距离(即口咽通气道的长度),口咽通气道的宽度以能接触上颌和下颌的2~3颗牙齿为最佳,以此选择合适型号的口咽通气道;评估有无禁忌症:口腔内及上下颌骨创伤、咽部气道占位性病变、咽部异物梗阻。
- 环境评估:光线适宜、安静、安全,适宜操作。

准备
- 护士准备:着装整齐、洗手、戴口罩。
- 用物准备:合适型号的口咽通气道、开口器(必要时)、压舌板、纱布、胶布、手套、吸痰装置、手电筒、听诊器、弯盘。
- 患者准备:了解操作目的,配合操作。

操作过程
- 洗手,携用物至床旁。
- 核对患者信息,解释操作目的,取得配合。
- 清理口腔及咽部分泌物,必要时吸痰。
- 放平床头,取平卧位,使患者头略后仰。
- 操作者戴手套,使用压舌板压制舌体,暴露咽喉部。
- 选择适当的方法放置:
- 顺插法:在压舌板的协助下,将口咽通气管的咽弯曲部沿舌面顺势送至上咽部,将舌根与口咽后壁分开,加大舌根与咽喉壁空间,保持呼吸道通畅。
- 反转法:口咽通气道的咽弯曲部朝上插入口腔,当其前端接近口咽部后壁时(已通过悬雍垂),将其旋转180°呈正位,并向下推送使口咽通气道末端压住舌根,抵住口咽壁,放置于口腔中央位置,将舌根与咽后壁分开,使下咽部到声门的气道通畅,解除气道梗阻。
- 检查口咽通气道位置是否正确(口咽管前端在会厌上舌根处)、管道是否通畅。
- 检查口腔内牙齿有无脱落,防止舌或唇夹在牙齿和口咽通气道之间。
- 妥善固定。使用过程中及时清除呼吸道分泌物,保持气道通畅,防止误吸、窒息等并发症。
- 整理床单位,取舒适体位,交代注意事项。

整理
- 用物按医院感染管理要求处理。
- 护士个人洗手。
- 记录。

二、口咽通气道操作考核细则及评分标准

项目	分值	评分细则	扣分标准	扣分	得分
评估（5分）	5	评估患者病情、意识状态、生命体征、吸氧浓度、合作程度；有无口腔、咽部及气道分泌物，有无义齿，有无牙齿松动、面部皮肤及口腔黏膜破损及舌后坠情况；患者门齿至耳垂或下颌角的距离（口咽通气道的宽度以能接触上颌和下颌的2~3颗牙齿为最佳）；有无禁忌证：口腔内及上下颌骨创伤、咽部气道占位性病变、咽部异物梗阻。环境：光线适宜、安静、安全、适宜操作	一项不符合扣0.5分		
操作前准备（10分）	3	护士准备：着装整洁，洗手，戴口罩	一项不符合扣1分		
	4	用物准备：合适型号的口咽通气道、开口器（必要时）、压舌板、纱布、胶布、手套、吸痰装置、手电筒、听诊器、弯盘	一项不符合扣1分		
	3	患者准备：了解操作目的，配合操作	一项不符合扣1分		
操作过程（60分）	4	洗手，携用物到床旁，核对患者信息，解释操作目的，取得配合	一项不符合扣1分		
	3	放平床头，协助患者取平卧位，头略后仰	一项不符合扣1分		
	4	检查口腔，取出活动义齿，清除口腔分泌物，保持呼吸道通畅	一项不符合扣1分		
	3	戴手套，使用压舌板压制舌体，暴露咽喉部	一项不符合扣1分		
	6	选择适当的方法放置：顺插法、反转法。对于意识不清、不配合者，一只手用开口器将患者的上唇、齿与下唇、齿分开，另一只手将口咽通气道从臼齿处插入，操作时注意动作轻柔、准确	一项不符合扣2分		
	4	测试是否通畅：以手掌放于通气管外侧，于呼气期感觉是否有气流逸出，或以少许棉絮放于通气管外，观察其运动幅度	一项不符合扣2分		
	4	观察胸壁运动幅度和听诊双肺呼吸音	一项不符合扣1分		

续表

项目	分值	评分细则	扣分标准	扣分	得分
	4	观察牙齿有无松动、脱落，口腔黏膜有无破损，防止舌或唇夹于牙和口咽通气道之间	一项不符合扣1分		
	4	用两条长胶布固定口咽通气道：第一条胶布的一端固定于右侧面颊部，然后绕口咽通气管1周后固定于右侧面颊部。第二条胶布以相同方法固定于左侧面颊部	一项不符合扣2分		
	4	及时吸痰，清理呼吸道，防止误吸、窒息	一项不符合扣2分		
	2	口咽通气道外口盖一块生理盐水纱布，湿化气道，防止吸入异物和灰尘	一项不符合扣1分		
	4	严密观察患者病情变化，随时记录	一项不符合扣1分		
	4	告诉患者不可随意摘去口咽通气道，不要做剧烈运动，防止滑脱	一项不符合扣1分		
	4	整理床单位，协助患者取舒适体位	一项不符合扣1分		
	6	停用时，向患者说明停用原因和应注意的事项，取得患者的合作，再取下口咽通气道，观察局部皮肤颜色，清洁皮肤，协助患者取舒适卧位	一项不符合扣1分		
操作后处理（10分）	6	整理用物，污物处理符合医院感染管理要求	一项不符合扣1分		
	4	洗手，记录	一项不符合扣1分		
结果标准（15分）	5	操作程序流畅，动作轻柔，有爱伤观念	一项不符合扣1分		
	5	呼吸道通畅，有效改善通气	一项不符合扣1分		
	5	无并发症，及时发现病情变化	一项不符合扣1分		

第二节　无创呼吸机操作流程/考核细则及评分标准

一、无创呼吸机操作流程

评估
- 患者评估:核对患者信息,评估患者病情、生命体征、意识状态、面部皮肤情况及合作程度。
- 环境评估:安静、安全,光线适宜。

准备
- 护士准备:着装整洁、洗手、戴口罩。
- 用物准备:无创呼吸机、呼吸机管路、湿化罐、模拟肺、听诊器、灭菌注射用水、头套、鼻/面罩、吸氧装置,必要时备泡沫敷料、吸痰装置和电插板。
- 患者准备:了解操作目的,配合操作。

操作过程
- 携用物至床旁,核对患者信息,解释操作目的,取得配合。
- 湿化罐加灭菌注射用水并安装。
- 正确连接呼吸机管道,连接电源及吸氧装置。
- 选择呼吸机模式及参数,设置报警上下限。
- 检查各管路连接是否完好,接模拟肺,观察呼吸机运行状态。
- 根据患者脸型选择合适的鼻/面罩并正确佩戴,连接患者,松紧适宜,漏气量最小,必要时使用泡沫敷料。
- 检查通气效果,及时处理报警及故障。
- 无创通气半小时后行血气分析,根据结果调整参数,记录呼吸机参数、生命体征。
- 患者各项指标正常,遵医嘱予试脱机,解释操作目的,取得合作,撤机,吸氧。
- 协助患者取舒适体位,整理床单位。

整理
- 用物按医院感染管理要求处理。
- 护士个人洗手。
- 记录。

二、无创呼吸机操作考核细则及评分标准

项目	分值	评分细则	扣分标准	扣分	得分
评估 （5分）	5	核对患者信息，评估患者病情、生命体征、意识状态、面部皮肤情况及合作程度；环境安静、安全，光线适宜	一项不符合扣1分		
操作前准备 （10分）	2	护士准备：着装整洁，洗手，戴口罩	一项不符合扣1分		
	5	用物准备：无创呼吸机、呼吸机管路、湿化罐、模拟肺、听诊器、灭菌注射用水、头套、鼻/面罩、吸氧装置，必要时备泡沫敷料、吸痰装置和电插板	一项不符合扣1分		
	3	患者准备：了解操作目的，配合操作	一项不符合扣1分		
操作过程 （60分）	5	携用物至床旁，核对患者信息，解释操作目的，取得合作	一项不符合扣2分		
	4	湿化罐加灭菌注射用水并安装	一项不符合扣2分		
	10	正确连接呼吸机管道，连接电源及吸氧装置	一项不符合扣2分		
	10	选择呼吸机模式及参数，设置报警上下限	一项不符合扣2分		
	3	检查各管路连接是否完好，接模拟肺，观察呼吸机运行状态	一项不符合扣1分		
	5	根据患者脸型选择合适的鼻/面罩并正确佩戴，连接患者，松紧适宜，漏气量最小，必要时使用泡沫敷料	一项不符合扣2分		
	5	检查通气效果，及时处理报警及故障	一项不符合扣2分		
	10	无创通气半小时后行血气分析，根据结果调整参数，记录呼吸机参数、患者生命体征	一项不符合扣2分		
	5	患者各项指标正常，遵医嘱予试脱机，解释操作目的，取得合作，撤机，吸氧	一项不符合扣2分		
	3	协助患者取舒适体位，整理床单位	一项不符合扣1分		
操作后处理 （10分）	6	整理用物，污物处理符合医院感染管理要求	一项不符合扣3分		
	4	洗手，记录	一项不符合扣2分		
结果标准 （15分）	5	管路连接正确，参数设置合理，鼻/面罩无漏气	一项不符合扣2分		
	5	动作轻柔，有爱伤观念；操作程序流畅	一项不符合扣2分		
	5	床单元整洁、舒适	一项不符合扣2分		

第三节　有创呼吸机操作流程/考核细则及评分标准

一、有创呼吸机操作流程

评估
- 患者评估:核对患者信息,评估患者病情、生命体征、意识状态、体重、人工气道情况及合作程度。
- 环境评估:安静、安全,光线适宜。

准备
- 护士准备:着装整洁、洗手、戴口罩。
- 用物准备:呼吸机、呼吸回路、湿化罐、模拟肺、简易呼吸囊、听诊器、气囊压力表、灭菌注射用水、吸氧装置、吸引装置、吸痰管,必要时备电插板等。
- 患者准备:了解操作目的,配合操作。

操作过程
- 携用物至床旁,核对患者信息,解释操作目的,取得配合。
- 连接电源、气源、氧源,湿化罐内放灭菌注射用水并安装。
- 正确连接呼吸机管道。
- 开机程序:依次打开压缩机、主机、湿化器开关,调节湿化器温度,进行密封性及流量传感器测试。
- 根据病情遵医嘱选择呼吸模式,正确设置参数与报警。
- 接模拟肺,检查呼吸机运行是否正常。
- 呼吸机运行正常后将呼吸机与患者的人工气道正确连接。
- 听诊两肺呼吸音,评估患者通气后状态,及时排除呼吸机故障。无禁忌者床头抬高30°~45°。
- 机械通气半小时后行动脉血气分析,根据血气结果调节通气参数。
- 掌握撤机指征,脱机后遵医嘱给患者吸氧。关机程序:关主机,关湿化器,关压缩机,拔电源。
- 整理床单元,协助患者取舒适体位,交代注意事项。

整理
- 用物按医院感染管理要求处理。
- 护士个人洗手。
- 记录。

二、有创呼吸机操作考核细则及评分标准

项目	分值	评分细则	扣分标准	扣分	得分
评估（5分）	5	核对患者信息,评估患者病情、生命体征、意识状态、体重、人工气道情况及合作程度；环境安静、安全,光线适宜	一项不符合扣1分		
操作前准备（10分）	2	护士准备:着装整洁,洗手,戴口罩	一项不符合扣1分		
	5	用物准备:呼吸机、呼吸回路、湿化罐、模拟肺、简易呼吸囊、听诊器、气囊压力表、灭菌注射用水、吸氧装置、吸引装置、吸痰管,必要时备电插板等	一项不符合扣0.5分		
	3	患者准备:了解操作目的,配合操作	一项不符合扣2分		
操作过程（60分）	2	携用物至床旁,核对患者信息,解释操作目的,取得配合	不符合扣2分		
	5	连接电源、气源、氧源,湿化罐内放灭菌注射用水并安装	一项不符合扣2分		
	5	正确连接呼吸机管道	不符合扣5分		
	10	开机程序:依次打开压缩机、主机、湿化器开关,调节湿化器温度,进行密封性及流量传感器测试	一项不符合扣2分		
	5	根据病情遵医嘱选择呼吸模式,正确设置参数与报警	一项不符合扣3分		
	10	接模拟肺,检查呼吸机运行是否正常	一项不符合扣2分		
	3	呼吸机运行正常后将呼吸机与患者的人工气道正确连接	一项不符合扣2分		
	5	听诊两肺呼吸音,评估患者通气后状态,及时排除呼吸机故障。无禁忌者床头抬高30°~45°	一项不符合扣2分		
	5	机械通气半小时后行动脉血气分析,根据血气结果调节通气参数	一项不符合扣2分		
	5	掌握撤机指征,脱机后遵医嘱给患者吸氧。关机程序:关主机,关湿化器,关压缩机,拔电源	一项不符合扣2分		
	5	整理床单元,协助患者取舒适体位,交代注意事项	一项不符合扣2分		
操作后处理（10分）	6	整理用物,污物处理符合医院感染管理要求	一项不符合扣3分		
	4	洗手,记录	一项不符合扣1分		
结果标准（15分）	5	管路连接正确,参数、报警设置合理	一项不符合扣2分		
	5	动作轻稳,程序流畅,与患者沟通较好,体现爱伤观念	一项不符合扣2分		
	5	床单元整洁、舒适	一项不符合扣2分		

第四节 经鼻高流量氧疗操作流程/考核细则及评分标准

一、经鼻高流量氧疗操作流程

评估
- 患者评估:核对患者信息,评估患者年龄、病情、意识状态、生命体征、血气、缺氧程度、鼻面部皮肤情况、心理状况、合作程度。向患者及家属解释操作目的、注意事项及配合要点,取得患者及家属配合。
- 环境评估:清洁、安静、光线适宜。

准备
- 护士准备:着装整洁,洗手,戴口罩。
- 用物准备:高流量吸氧装置、高流量吸氧管路、高流量吸氧鼻塞、灭菌注射用水、中心氧源、棉签、小水杯。
- 患者准备:病情允许者取半卧位或头高位。

操作过程
- 携用物至床旁,核对患者信息,了解操作目的,取得配合。
- 连接电源,安装湿化罐,加湿化液到指定位置。
- 呼吸管路连接紧密无漏气,将蓝色卡套向上推,连接管路至高流量吸氧装置接口,将蓝色卡套向下推至卡紧。
- 高流量氧疗仪的氧源接头与中心供氧接口相连。
- 按电源键开机,调节氧流量表至合适氧浓度。
- 进入设置界面依次设定好湿化罐温度和流速。
- 设置完成后检查仪器工作状态(流速是否正常,管路是否漏气),仪器发出"滴"声后就绪。
- 用湿棉签清洁患者鼻腔,连接鼻塞至鼻腔,并用专用固定带妥善固定;检查鼻塞及管路有无弯折、扭曲。
- 将呼吸机管路与鼻塞相连。
- 交代患者不可随意调节氧流量,管路直接接触皮肤时间不能过长,不能用被子盖住管路,避免张口呼吸。
- 整理床单位,洗手,记录。
- 使用过程中观察患者缺氧症状有无改善;严密监测患者生命体征、呼吸频率变化及血气变化,根据病情调节设备参数。
- 检查鼻塞及管路有无弯折或脱落,患者有无自行调节氧流量,湿化液是否充足,仪器工作状态是否正常,患者舒适度,患者鼻腔/颜面部情况。
- 撤机时核对患者信息,解释操作目的,取得配合。取下患者鼻塞,根据具体情况清洁鼻腔及面颊部。关闭氧气流量表,待治疗机上氧浓度降至21%后,按开关机键关机;断开氧源。
- 断开管路连接,取下呼吸管路;待治疗机稍凉后,取下湿化水罐;断开电源。
- 协助患者取舒适体位,整理床单位。

整理
- 用物按医院感染管理要求处理。
- 护士个人洗手。
- 记录。

二、经鼻高流量氧疗操作考核细则及评分标准

项目	分值	评分细则	扣分标准	扣分	得分
评估 （5分）	5	核对患者信息，评估患者年龄、病情、意识状态、生命体征、血气、缺氧程度、鼻面部皮肤情况、心理状况、合作程度；向患者及家属解释操作目的、注意事项及配合要点，取得患者及家属配合；环境安静、安全，光线适宜	一项不符合扣2分		
操作前准备 （10分）	2	护士准备：着装整洁，洗手，戴口罩	一项不符合扣1分		
	6	用物准备：高流量吸氧装置、高流量吸氧管路、高流量吸氧鼻塞、灭菌注射用水、中心氧源、棉签、小水杯	一项不符合扣1分		
	2	患者准备：病情允许者取半卧位或头高位	一项不符合扣1分		
操作过程 （60分）	5	携用物至床旁，核对患者信息，解释操作目的，取得配合	一项不符合扣1分		
	3	连接电源，安装湿化罐，加湿化液到指定位置	一项不符合扣3分		
	8	呼吸管路连接紧密无漏气，将蓝色卡套向上推，连接管路至高流量吸氧装置接口，将蓝色卡套向下推至卡紧。 高流量氧疗仪的氧源接头与中心供氧接口相连	一项不符合扣2分		
	5	按电源键开机，调节氧流量表至合适氧浓度。 进入设置界面依次设定好湿化罐温度和流速。 设置完成后检查仪器工作状态（流速是否正常，管路是否漏气），仪器发出"滴"声后就绪	一项不符合扣1分		
	8	用湿棉签清洁患者鼻腔，连接鼻塞至鼻腔，并用专用固定带妥善固定；检查鼻塞及管路有无弯折、扭曲。 将呼吸机管路与鼻塞相连	一项不符合扣2分		
	5	交代患者不可随意调节氧流量，管路直接接触皮肤时间不能过长，不能用被子盖住管路，避免张口呼吸	一项不符合扣1分		

续表

项目	分值	评分细则	扣分标准	扣分	得分
	4	整理床单位,洗手,记录	一项不符合扣2分		
	5	使用过程中观察患者缺氧症状有无改善;严密监测生命体征、呼吸频率变化及血气变化,根据病情调节设备参数	一项不符合扣1分		
	5	检查鼻塞及管路有无弯折或脱落,湿化液是否充足,仪器工作状态是否正常,患者舒适度,患者鼻腔/颜面部情况	一项不符合扣1分		
	2	撤机时核对患者信息,解释操作目的,取得配合	一项不符合扣1分		
	5	取下患者鼻塞,根据具体情况清洁鼻腔及面颊部。关闭氧气流量表,待治疗机上氧浓度降至21%后,按开关机键关机;断开氧源	一项不符合扣1分		
	3	断开管路连接,取下呼吸管路;待治疗机稍凉后,取下湿化水罐;断开电源	一项不符合扣1分		
	2	协助患者取舒适体位,整理床单位	一项不符合扣1分		
操作后处理(10分)	6	整理用物,污物处理符合医院感染管理要求	一项不符合扣2分		
	4	洗手,记录	一项不符合扣2分		
结果标准(15分)	5	操作熟练、流畅,动作规范	一项不符合扣2分		
	5	有爱伤观念,有效沟通	一项不符合扣2分		
	5	床单元整洁、舒适	一项不符合扣2分		

第五节 纤维支气管镜配合技术操作流程/考核细则及评分标准

一、纤维支气管镜配合技术操作流程

评估
- 患者评估:核对患者信息,评估患者病情、意识、合作程度、过敏史、支气管哮喘史及基础疾病史,评估患者是否符合支气管镜检查的条件、纤支镜插入途径、呼吸道情况及人工气道的管径。
- 环境评估:安静、安全,光线适宜。

准备
- 护士准备:着装整洁,洗手,戴口罩。
- 用物准备:纤维支气管镜、无菌换药包、无菌纱布、2%利多卡因、去甲肾上腺素、无菌润滑油、生理盐水、5 mL注射器、20 mL注射器、标本收集器、无菌手套、负压吸引装置、一次性吸痰管、抢救器械及药品。
- 患者准备:去除床头床栏,病情允许条件下取平卧位,肩下垫枕、头后仰;术前禁食水4~6 h,经肠内营养者遵医嘱停止管饲。

操作过程
- 携用物至床旁,核对患者信息,解释操作目的,取得配合。
- 及时清除患者口、鼻腔、气囊上滞留物及气道分泌物,保持呼吸道通畅。
- 给予患者高浓度氧气吸入:经口、鼻插镜者鼻导管吸氧流量可调至8~10 L/min;经人工气道插镜的机械通气患者可调节氧浓度至100%,停用或降低呼气末正压通气(PEEP)水平。
- 打开无菌换药包,戴无菌手套,倒生理盐水于换药碗中,抽吸2%利多卡因4 mL备用。
- 协助医生检查纤维支气管镜镜面是否清晰,润滑前端。
- 经气管插管或气管切开插镜者,协助医生将导管稍向上固定,防止插管时导管向下移动。
- 当支气管镜进入主支气管腔隆突上、右主支气管、左主支气管时,应配合医生实施局部麻醉。
- 连接中心吸引管至纤维支气管镜,打开电源,递至医生。
- 清醒患者行检查过程中,护士指导患者呼吸配合检查。
- 按无菌操作原则传递生理盐水、换药碗和标本收集器,配合医生抽取生理盐水进行局部冲洗并正确留取标本。
- 严密观察患者意识、心率、血氧饱和度等生命体征,若有异常告知医生;若患者术中出血较多,遵医嘱给予去甲肾上腺素稀释液1 mL经纤支镜管路注入。
- 协助医生退出纤维支气管镜,退镜时妥善固定人工气道,防止导管移位或脱出。
- 擦拭患者口、鼻腔分泌物,观察患者血氧饱和度、呼吸频率、节律、幅度,以及口唇颜色是否正常。听诊患者双肺呼吸音,机械通气患者调节呼吸机至原模式,无禁忌者抬高床头30°。
- 协助患者取舒适体位,整理床单位,对于清醒患者交代注意事项。

整理
- 用物按医院感染管理要求处理。
- 护士个人洗手。
- 记录。

二、纤维支气管镜配合技术操作考核细则及评分标准

项目	分值	评分细则	扣分标准	扣分	得分
评估（5分）	5	核对患者信息，评估患者病情、意识、合作程度、过敏史、支气管哮喘史及基础疾病史，评估患者是否符合支气管镜检查的条件、纤支镜插入途径、呼吸道情况及人工气道的管径；环境安静、安全，光线适宜	一项不符合扣1分		
操作前准备（10分）	2	护士准备：着装整洁，洗手，戴口罩	一项不符合扣1分		
	6	用物准备：纤维支气管镜、无菌换药包、无菌纱布、2%利多卡因、去甲肾上腺素、无菌润滑油、生理盐水、5 mL注射器、20 mL注射器、标本收集器、无菌手套、负压吸引装置、一次性吸痰管、抢救器械及药品	一项不符合扣1分		
	2	患者准备：去除床头床栏，病情允许条件下取平卧位，肩下垫枕、头后仰；术前禁食水4~6 h，经肠内营养者遵医嘱停止管饲	一项不符合扣1分		
操作过程（60分）	2	洗手	不符合扣2分		
	4	携用物至床旁，核对患者信息，解释操作目的，取得配合	一项不符合扣1分		
	6	及时清理口、鼻腔、气囊上滞留物及气道分泌物，保持呼吸道通畅	一项不符合扣2分		
	4	给予患者高浓度氧气吸入，经口、鼻插镜者鼻导管吸氧流量可调至8~10 L/min；经人工气道机械通气插镜者可调节氧浓度至100%，停用或降低呼气末正压通气（PEEP）水平	一项不符合扣2分		
	4	打开无菌换药包，戴无菌手套，倒生理盐水于换药碗中，抽吸2%利多卡因4 mL备用	一项不符合扣1分		
	2	协助医生检查纤维支气管镜镜面是否清晰，润滑前端	不符合扣2分		
	2	经气管插管或气管切开插镜者，协助医生将导管稍向上固定，防止插管时导管向下移动	不符合扣2分		

续表

项目	分值	评分细则	扣分标准	扣分	得分
	2	当支气管镜进入主支气管腔隆突上、右主支气管、左主支气管时,应配合医生实施局部麻醉	不符合扣2分		
	4	连接中心吸引管至纤维支气管镜,打开电源,递至医生	一项不符合扣2分		
	4	清醒患者检查过程中,护士指导患者呼吸配合检查	不符合扣4分		
	4	按无菌操作原则传递生理盐水、换药碗和标本收集器,配合医生抽取生理盐水进行局部冲洗并正确留取标本	一项不符合扣2分		
	6	严密观察患者意识、心率、血氧饱和度等生命体征,若有异常告知医生;若患者术中出血较多,遵医嘱给予去甲肾上腺素稀释液1 mL经纤支镜管路注入	一项不符合扣2分		
	2	协助医生退出纤维支气管镜,退镜时妥善固定人工气道,防止导管移位或脱出	一项不符合扣1分		
	8	擦拭患者口、鼻腔分泌物,观察患者血氧饱和度,呼吸频率、节律、幅度和口唇颜色是否正常。听诊患者双肺呼吸音,机械通气患者调节呼吸机至原模式,无禁忌者抬高床头30°	一项不符合扣2分		
	6	协助患者取舒适体位,整理床单位,对于清醒患者交代注意事项	一项不符合扣2分		
操作后处理(10分)	6	整理用物,污物处理符合医院感染管理要求	一项不符合扣3分		
	4	洗手,记录	一项不符合扣1分		
结果标准(15分)	5	对于清醒患者操作过程中注意有效沟通,正确指导患者呼吸	一项不符合扣2分		
	5	操作程序流畅,动作轻柔,有爱伤观念,严格执行无菌技术,观察有无术后并发症	一项不符合扣2分		
	5	床单元整洁、舒适	一项不符合扣2分		

第六节 经气管切开吸痰操作流程/考核细则及评分标准

一、经气管切开吸痰操作流程

评估
- 患者评估:核对患者信息,评估患者病情、生命体征,评估气切导管的固定情况、有无吸痰指征。
- 环境评估:安静、安全,光线适宜。

准备
- 护士准备:着装整洁,洗手,戴口罩。
- 用物准备:吸引器、无菌缸、无菌生理盐水、一次性吸痰包、弯盘、手电筒、听诊器、压舌板、必要时备开口器、舌钳、简易呼吸囊。
- 患者准备:了解操作目的,配合操作,有义齿者去除。

操作过程
- 携用物至患者床旁,核对患者信息,解释操作目的,取得配合;协助患者取舒适体位。
- 给予高流量吸氧(6～8 L/min)2 min,观察血氧饱和度。
- 打开吸引器开关,检查吸引器性能,调节好负压,成人80～120 mmHg,儿童80～100 mmHg。
- 打开吸痰包,将无菌巾铺在患者胸前,右手戴无菌手套持吸痰管,连接负压管,试吸少量生理盐水。
- 取下吸氧管,放在无菌巾上,左手持吸痰管末端、右手持吸痰管前端,反折吸痰管末端,进行口鼻咽部吸引。
- 更换吸痰管,将吸痰管插入人工气道。
- 打开负压吸引,左右旋转向上提吸出痰液,吸痰后冲管,时间不超过15 s,吸痰后冲管,给予2 min高流量吸氧。
- 吸痰中注意观察患者的面色、心率、血压、呼吸、血氧饱和度、痰液情况,清醒患者告知其在吸痰中配合咳嗽。
- 吸痰完毕,关闭吸引器开关,取下吸痰管,将负压连接管接保护套。
- 听诊患者两肺呼吸音,观察生命体征和血氧饱和度。
- 待血氧饱和度恢复正常水平,将氧流量调至原来水平。
- 协助患者取舒适体位,整理床单位。

整理
- 用物按医院感染管理要求处理。
- 护士个人洗手。
- 记录。

二、经气管切开吸痰操作考核细则及评分标准

项目	分值	评分细则	扣分标准	扣分	得分
评估 （5分）	5	核对患者信息，评估患者病情、生命体征，评估气切导管的固定情况、有无吸痰指征；环境安静、安全，光线适宜	一项不符合扣1分		
操作前 准备 （10分）	2	护士准备：着装整洁，洗手，戴口罩	一项不符合扣1分		
	5	用物准备：吸引器、无菌缸、无菌生理盐水、一次性吸痰包、弯盘、手电筒、听诊器、压舌板，必要时备开口器、舌钳、简易呼吸囊	一项不符合扣1分		
	3	患者准备：了解操作目的，配合操作，有义齿者去除	一项不符合扣1分		
操作 过程 （60分）	5	携用物至患者床旁，核对患者信息，解释操作目的，取得配合；协助患者取舒适体位	一项不符合扣1分		
	2	给予高流量吸氧（6~8 L/min）2 min，观察血氧饱和度	一项不符合扣1分		
	5	打开吸引器开关，检查吸引器性能，调节好负压，成人80~120 mmHg，儿童80~100 mmHg	一项不符合扣2分		
	5	打开吸痰包，将无菌巾铺在患者胸前，右手戴无菌手套持吸痰管，连接负压管，试吸少量生理盐水	一项不符合扣1分		
	5	取下吸氧管，放在无菌巾上，左手持吸痰管末端、右手持吸痰管前端，反折吸痰管末端，进行口鼻咽部吸引	一项不符合扣2分		
	5	更换吸痰管，将吸痰管插入人工气道	一项不符合扣2分		
	8	打开负压吸引，左右旋转向上提吸出痰液，时间不超过15 s，吸痰后冲管，给予2 min高流量吸氧	一项不符合扣1分		
	5	吸痰中注意观察患者的面色、心率、血压、呼吸、血氧饱和度、痰液情况，清醒患者告知其在吸痰中配合咳嗽	一项不符合扣1分		
	5	吸痰完毕，关闭吸引器开关，取下吸痰管，将负压连接管接保护套	一项不符合扣2分		
	5	听诊患者两肺呼吸音，观察生命体征和血氧饱和度	一项不符合扣2分		
	5	待血氧饱和度恢复正常水平，将氧流量调至原来水平	一项不符合扣2分		
	5	协助患者取舒适体位，整理床单位	一项不符合扣2分		
操作后 处理 （10分）	6	整理用物，污物处置符合医院感染管理要求	一项不符合扣3分		
	4	洗手，记录	一项不符合扣2分		
结果 标准 （15分）	5	吸痰有效，无并发症，及时发现病情变化	一项不符合扣2分		
	5	操作程序流畅，动作轻柔，爱伤观念强	一项不符合扣2分		
	5	床单元整洁、舒适	一项不符合扣2分		

第七节 呼吸机吸痰操作流程/考核细则及评分标准

一、呼吸机吸痰操作流程

评估
- 患者评估:核对患者信息,评估患者病情、生命体征,评估气管插管或气切导管的深度和固定情况、有无吸痰指征。
- 环境评估:安静、安全,光线适宜。

准备
- 护士准备:着装整洁,洗手,戴口罩。
- 用物准备:吸引器、无菌缸、无菌生理盐水、一次性吸痰包、无菌纱布、弯盘、听诊器、气囊压力表、简易呼吸囊、手电筒,必要时备压舌板、开口器、拉舌钳。
- 患者准备:了解操作目的,配合操作,有义齿者去除。

操作过程
- 携用物至床旁,核对患者信息,解释操作目的,取得配合,进行肺部听诊。
- 协助患者取合适体位,给予患者吸入纯氧2 min。
- 连接吸引器,检查吸引器性能是否良好,调节好负压,成人80~150 mmHg,儿童80~100 mmHg。
- 打开一次性无菌吸痰管包,铺好无菌巾,右手戴手套连接吸痰管与负压连接管。
- 试吸少量生理盐水,检查管道是否通畅。
- 进行口腔鼻咽部吸引。
- 更换吸痰管,断开呼吸机接头并置于患者胸前的无菌治疗巾上。
- 无负压迅速将吸痰管插入至适宜深度,打开负压边旋转边向上提拉,每次吸痰时间不超过15 s。
- 观察患者生命体征和血氧饱和度变化。
- 吸痰后立即连接呼吸机接头,给予患者吸入纯氧2 min。
- 予生理盐水冲洗吸痰管,观察痰液的性质、量及颜色。
- 吸痰完毕,冲洗管道,取下吸痰管,用无菌纱布包裹吸引管接头,关闭吸引器,清洁患者的口鼻,听诊呼吸音,观察患者生命体征和血氧饱和度变化。
- 协助患者取舒适卧位,抬高床头30°~45°,整理床单元。

整理
- 用物按医院感染管理要求处理。
- 护士个人洗手。
- 记录。

二、呼吸机吸痰操作考核细则及评分标准

项目	分值	评分细则	扣分标准	扣分	得分
评估 （5分）	5	核对患者信息，评估患者病情、生命体征，评估气管插管或气切导管的深度和固定情况、有无吸痰指征；环境安静、安全，光线适宜	一项不符合扣1分		
操作前 准备 （10分）	2	护士准备：着装整洁，洗手，戴口罩	一项不符合扣1分		
	5	用物准备：吸引器、无菌缸、无菌生理盐水、一次性吸痰包、无菌纱布、弯盘、听诊器、气囊压力表、简易呼吸囊、手电筒，必要时备压舌板、开口器、拉舌钳	一项不符合扣1分		
	3	患者准备：了解操作目的，配合操作，有义齿者去除	一项不符合扣1分		
操作 过程 （60分）	5	携用物至床旁，核对患者信息，解释操作目的，取得配合，进行肺部听诊	一项不符合扣1分		
	5	协助患者取合适体位，给予患者吸入纯氧2 min	一项不符合扣2分		
	4	连接吸引器，检查吸引器性能是否良好，调节好负压，成人80～150 mmHg，儿童80～100 mmHg	一项不符合扣2分		
	5	打开一次性无菌吸痰管包，铺好无菌巾，右手戴手套连接吸痰管与负压连接管	一项不符合扣2分		
	8	试吸少量生理盐水，检查管道是否通畅，进行口腔鼻咽部吸引	一项不符合扣2分		
	5	更换吸痰管，断开呼吸机接头并置于患者胸前的无菌治疗巾上	一项不符合扣2分		
	5	无负压迅速将吸痰管插入气道至适宜深度，打开负压边旋转边向上提拉，每次吸痰时间不超过15 s	一项不符合扣2分		
	4	观察患者生命体征和血氧饱和度变化	一项不符合扣2分		
	4	吸痰后立即连接呼吸机接头，给予患者吸入纯氧2 min	一项不符合扣2分		
	5	给予生理盐水冲洗吸痰管，观察痰液的性质、量及颜色	一项不符合扣2分		
	8	吸痰完毕，冲洗管道，取下吸痰管，用无菌纱布包裹吸引管接头，关闭吸引器，清洁患者的口鼻，听诊呼吸音，观察患者生命体征和血氧饱和度变化	一项不符合扣2分		
	2	协助患者取舒适卧位，抬高床头30°～45°，整理床单元	一项不符合扣1分		
操作后 处理 （10分）	6	整理用物，污物处置符合医院感染管理要求	一项不符合扣3分		
	4	洗手，记录	一项不符合扣2分		
结果 标准 （15分）	5	吸痰有效，无并发症，及时发现病情变化	一项不符合扣2分		
	5	操作程序流畅，动作轻柔，有爱伤观念	一项不符合扣2分		
	5	床单元整洁、舒适	一项不符合扣2分		

第八节 动脉采血操作流程/考核细则及评分标准

一、动脉采血操作流程

评估
- 患者评估:评估患者正在进行的治疗(氧疗方式、呼吸机参数、吸氧浓度)、动脉搏动及穿刺处皮肤、体温、血红蛋白、凝血情况;对于清醒患者评估其需求。
- 环境评估:安静,光线适宜。

准备
- 护士准备:仪表端庄,着装整洁,洗手。
- 用物准备:速干手消毒液、无菌治疗盘、安尔碘、棉签、弯盘、手套、含肝素的采血注射器(专用采血针)、体温表、检验申请单、小枕等。
- 患者准备:取舒适体位,知晓动脉采血的目的和配合方法、采血前后注意事项,行Allen试验。

操作过程
- 核对医嘱、检验申请单,核对患者信息。
- 测体温。
- 协助患者取合适的体位。选部位时首选桡动脉,其次选股动脉;选桡动脉穿刺时应先做Allen试验,根据需要垫小枕。Allen试验方法步骤:操作者用双手同时按压患者采血侧的桡动脉和尺动脉;嘱患者反复用力握拳和张开手指5~7次至手掌变白;松开对尺动脉的压迫,继续压迫桡动脉,观察手掌颜色变化。若手掌颜色10 s之内迅速变红或恢复正常,表明尺动脉和桡动脉间存在良好的侧支循环,即Allen试验阴性,可以经桡动脉进行穿刺,一旦桡动脉发生闭塞也不会出现缺血。相反,若10 s手掌颜色仍苍白,Allen试验阳性。这表明手掌侧支循环不良,不应选择桡动脉行穿刺。
- 再次确定穿刺部位,戴无菌手套。
- 消毒:常规消毒穿刺局部皮肤(以动脉搏动最强点为圆心,直径大于8 cm);消毒操作者左手食指、中指前端。
- 打开血气注射器,将其回抽至1 mL处。左手食指和中指触及动脉,两指固定在动脉上,右手持血气针从两指间进针或从食指侧面进针。进针方向逆血流方向,进针角度为桡动脉45°、股动脉90°,缓慢进针。
- 见回血时,保持该角度固定不变;待动脉血自动进入血气针1 mL后,迅速拔针。
- 用棉签按压穿刺点部位至少5 min,并检查出血是否停止。
- 拔针后立即将针头斜面全部刺入橡皮塞内,以达到密封状态;若注射器内有气泡,应立即排出。
- 双手来回转动注射器,使肝素稀释液与血标本充分混合。
- 取出体温计,填写完整的血气化验单,包括T、Hb、FiO_2等,立即送检。
- 脱手套、洗手。
- 撤除小枕,协助患者取舒适体位,整理床单位。

整理
- 用物按医院感染管理要求处理。
- 护士个人洗手。
- 记录。

二、动脉采血操作考核细则及评分标准

项目	分值	评分细则	扣分标准	扣分	得分
评估 (5分)	5	评估患者病情:评估患者正在进行的治疗(氧疗方式、呼吸机参数、吸氧浓度)、患者动脉搏动及穿刺处皮肤、体温、血红蛋白、凝血情况;对于清醒患者评估其需求;环境安静、光线适宜	一项不符合扣1分		
操作前 准备 (10分)	2	护士准备:仪表端庄,着装整洁、洗手	一项不符合扣1分		
	5	用物准备:速干手消毒液、无菌治疗盘、安尔碘、棉签、弯盘、手套、含肝素的采血注射器(专用采血针)、体温表、检验申请单、小枕等	一项不符合扣1分		
	3	患者准备:取舒适体位,知晓动脉采血的目的和配合方法、采血前后注意事项,行Allen试验	不符合扣2分		
操作 过程 (60分)	4	核对医嘱、检验申请单、核对患者信息	一项不符合扣2分		
	2	测体温	不符合扣2分		
	8	协助患者取合适的体位。选部位时首选桡动脉,其次选股动脉;选桡动脉穿刺时应先做Allen试验,根据需要垫小枕	一项不符合扣1分		
	4	再次确定穿刺部位,戴无菌手套	一项不符合扣2分		
	4	消毒:常规消毒穿刺局部皮肤(以动脉搏动最强点为圆心,直径大于8 cm);消毒操作者左手食指、中指前端	一项不符合扣1分		
	10	打开血气注射器,将其回抽至1 mL处。左手食指和中指触及动脉,两指固定在动脉上,右手持血气针从两指间进针或从食指侧面进针。进针方向逆血流方向,进针角度:桡动脉45°,股动脉90°,缓慢进针	一项不符合扣1分		
	4	见回血时,保持该角度固定不变;待动脉血自动进入血气针1 mL后,迅速拔针	一项不符合扣2分		
	4	用棉签按压穿刺点部位至少5 min,并检查出血是否停止	一项不符合扣2分		
	8	拔针后立即将针头斜面全部刺入橡皮塞内,以达到密封状态;若注射器内有气泡,应立即排出	一项不符合扣2分		
	2	双手来回转动注射器,使肝素稀释液与血标本充分混合	不符合扣2分		
	5	取出体温计,填写完整的血气化验单:包括T、Hb、FiO_2等,立即送检	一项不符合扣1分		
	2	脱手套、洗手	一项不符合扣1分		
	3	撤除小枕,协助患者取舒适体位,整理床单位	一项不符合扣1分		
操作后 处理 (10分)	6	整理用物,污物处置符合医院感染管理要求	一项不符合扣2分		
	4	洗手,记录	一项不符合扣2分		
结果 标准 (15分)	5	程序正确、动作规范、操作熟练	一项不符合扣2分		
	5	护患沟通有效、爱伤观念强,无并发症发生	一项不符合扣2分		
	5	严格执行无菌操作	一项不符合扣2分		

第九节 呼气末二氧化碳分压监测操作流程/考核细则及评分标准

一、呼气末二氧化碳分压监测操作流程

评估
- 患者评估:核对患者信息,评估患者的病情、年龄、意识状态、心理状态、血气分析结果,评估口插管深度、固定情况及是否通畅、气囊压力等。
- 环境评估:安静、安全,光线适宜,给予屏风或窗帘遮挡,冬天注意保暖。

准备
- 护士准备:着装整洁,洗手,戴口罩。
- 用物准备:CO_2模块、带传感器的导线、监护仪。
- 患者准备:了解操作目的,配合操作。

操作过程
- 携用物至床旁,核对患者信息,解释操作目的,取得配合,予患者舒适体位。
- CO_2模块正确连接,若监护仪自带模块只需检查即可。
- 将带传感器的导线与监护仪的CO_2模块连接,并在监护仪屏幕上进行CO_2监护设置。
- 把传感器置于定标尺上标注的零点小圆窗上,按监护仪"开始校准"按钮进行校零,校零完成。
- 将传感器紧扣在气道接头上,并将其接到呼吸机接头和Y形管之间的呼吸机管路上。
- 观察CO_2波形是否正确,正确记录CO_2数值并进行持续监测。必要时与血气分析结果比对。
- 协助患者取舒适卧位,整理床单元。

整理
- 用物按医院感染管理要求处理。
- 护士个人洗手。
- 记录。

二、呼气末二氧化碳分压监测操作考核细则及评分标准

项目	分值	评分细则	扣分标准	扣分	得分
评估 （5分）	5	核对患者信息，评估患者的病情、年龄、意识状态、心理状态、血气分析结果，评估口插管深度、固定情况及是否通畅、气囊压力等；环境安静、安全，光线适宜，给予屏风或窗帘遮挡，冬天注意保暖	一项不符合扣1分		
操作前 准备 （10分）	2	护士准备：着装整洁，洗手，戴口罩	不符合扣2分		
	5	用物准备：CO_2模块、带传感器的导线、监护仪	一项不符合扣1分		
	3	患者准备：了解操作目的，配合操作	一项不符合扣1分		
操作 过程 （60分）	5	携用物至床旁，核对患者信息，解释操作目的，取得配合，予患者舒适体位	一项不符合扣1分		
	10	CO_2模块正确连接，若监护仪自带模块只需检查即可	一项不符合扣2分		
	10	将带传感器的导线与监护仪的CO_2模块连接，并在监护仪屏幕上进行CO_2监护设置	一项不符合扣3分		
	15	把传感器置于定标尺上标注的零点小圆窗上，按监护仪"开始校准"按钮进行校零，校零完成	一项不符合扣2分		
	10	将传感器紧扣在气道接头上，并将其接到呼吸机接头和Y形管之间的呼吸机管路上	一项不符合扣2分		
	6	观察CO_2波形是否正确，正确记录CO_2数值并进行持续监测。必要时与血气分析结果比对	一项不符合扣2分		
	4	协助患者取舒适卧位，整理床单元	一项不符合扣2分		
操作后 处理 （10分）	6	整理用物，污物处理符合医院感染管理要求	一项不符合扣3分		
	4	洗手，记录	一项不符合扣2分		
结果 标准 （15分）	5	仪器运行正常，达到效果	一项不符合扣2分		
	5	操作程序流畅，动作轻柔，有爱伤观念	一项不符合扣2分		
	5	床单元整洁、舒适	一项不符合扣2分		

第十节 体外膜肺氧合操作流程/考核细则及评分标准

一、体外膜肺氧合操作流程

| 评估 | 患者评估:核对患者信息,评估患者病情,确定导管穿刺的位置,评估穿刺位置血管及其周围皮肤的情况。
环境评估:安静、安全,光线适宜,酌情关闭门窗。 |

准备
- 护士准备:着装整洁,洗手,戴口罩。
- 用物准备:ECMO仪器(包括离心泵、模式氧合器、管道支架系统)、体外循环套包(包括穿刺管道、预冲管道及各种管路夹)、ECMO管路夹、无菌剪刀、塑料绳固定枪、持针器、无菌刀片、无菌带线缝针、泡沫敷料、高黏敷贴、制作好的绳结法固定胶带、无菌纱布、无菌棉球、无菌手套、三通桥连接、换药碗、碘伏消毒液、0.9%生理盐水、肝素、抢救药品(肾上腺素、去甲肾上腺素、多巴酚丁胺等)、鱼精蛋白。
- 患者准备:条件允许安置于单间病房,了解操作目的,配合操作。

操作过程
- 携用物携至床旁,核对患者信息,解释操作目的,取得配合,协助患者取平卧位。
- 预冲管道,负责深静脉给药,包括全身肝素化给药(根据患者的化验指标结果给予抗凝剂)。
- 连接并安装体外循环管道,用5000 U/L肝素盐水预冲管道,将空氧混合气体连接到氧合器上,固定各连接处(特别是离心泵处的耦合剂涂抹要均匀),检查有无渗漏。
- 医生根据患者的病情,选择体外氧合的模式和穿刺部位,建立循环通道:① V-V通路:股静脉和颈内静脉进行穿刺;② V-A通路:股静脉和股动脉进行穿刺;操作方法多采用Seldinger法经皮穿刺。
- 将管路与患者连接,引血,开机启动,缓慢调整转速,初始转速1500 r/min,待生命体征平稳后调至3000 r/min,逐渐增加流速到50~60 mL/(kg·min),如果采用V-A模式,维持循环量要求超过心排血量的50%,观察患者生命体征,根据患者ART的波动,调整血管活性药物的用量。
- 开启水温箱,根据患者的自身的体温选择水温(36~37℃),不宜过高或者过低。
- 调整机械通气参数,患者的氧合和循环改善后,逐渐降低呼吸机支持水平,以减轻肺损伤。
- 监测:治疗期间密切观察患者生命体征变化,进行必要实验室检查:全血细胞计数、凝血功能检查、血气分析等。应每小时检查一次穿刺侧肢端血运情况。整理床单位、协助患者取舒适体位、交代注意事项。
- 处置用物,洗手,记录(ECMO转速、流速、水箱的温度、患者生命体征)。
- 撤离ECMO:遵医嘱予鱼精蛋白应用,停止血泵,拔管(先静脉后动脉)。
- 切开技术插管/半切开技术插管:静脉处理——协助医生静脉上缝制荷包线,以便拔管后可结扎荷包止血;动脉处理——协助医生动脉拔管后修补血管壁。
- 穿刺技术拔管:拔除插管后需要以无菌纱布压迫止血20~30 min,沙袋压迫4~6 h,同侧肢体制动4~6 h。

整理
- 用物按医院感染管理要求处理。
- 护士个人洗手。
- 记录。

二、体外膜肺氧合操作考核细则及评分标准

项目	分值	评分细则	扣分标准	扣分	得分
评估 （5分）	5	核对患者信息，评估患者病情，确定导管穿刺位置，评估穿刺位置血管及周围皮肤情况；环境安静、安全，光线适宜，酌情关闭门窗	一项不符合扣1分		
操作前准备 （10分）	2	护士准备：着装整洁，洗手，戴口罩	一项不符合扣1分		
	2	患者准备：条件允许安置单间病房，了解操作目的，配合操作	一项不符合扣1分		
	6	用物准备：ECMO仪器（包括离心泵、模式氧合器、管道支架系统）、体外循环套包（包括穿刺管道、预冲管道及各种管路夹）、ECMO管路夹、无菌剪刀、塑料绳固定枪、持针器、无菌刀片、无菌带线缝针、泡沫敷料、高黏敷贴、制作好的绳结法固定胶带、无菌纱布、无菌棉球、无菌手套、三通桥连接、换药碗、碘伏消毒液、0.9%生理盐水、肝素、抢救药品（肾上腺素、去甲肾上腺素、多巴酚丁胺等）、鱼精蛋白	一项不符合扣0.5分		
操作过程 （60分）	3	携用物携至床旁，核对患者信息，解释操作目的，取得配合，协助患者平卧位	一项不符合扣1分		
	6	预冲管道，负责深静脉给药，包括全身肝素化给药（根据患者的化验指标结果给予抗凝剂）	一项不符合扣2分		
	10	连接并安装体外循环管道，用5000 U/L肝素盐水预冲管道，将空氧混合气体连接到氧合器上，固定各连接处（特别是离心泵处的耦合剂涂抹要均匀），检查有无渗漏	一项不符合扣3分		
	12	医生按患者的病情要求，选择体外氧合的模式和穿刺部位，建立循环通道： V-V通路：股静脉和颈内静脉进行穿刺。 V-A通路：股静脉和股动脉进行穿刺。 操作方法多采用Seldinger法经皮穿刺	一项不符合扣3分		

项目	分值	评分细则	扣分标准	扣分	得分
	8	将管路与患者连接，引血，开机启动，缓慢调整转速，初始转速1 500 r/min，待生命体征平稳后调至3 000 r/min，逐渐增加流速到50～60 mL/(kg·min)，如果采用V-A模式时，维持循环量要求超过心排血量的50%，观察患者生命体征，根据患者ART的波动，调整血管活性药物的用量	一项不符合扣2分		
	4	开启水温箱，根据患者的自身的体温选择水温（36～37℃），不宜过高或者过低	一项不符合扣2分		
	4	调整机械通气参数，患者的氧合和循环改善后，逐渐降低呼吸机支持水平，以减轻肺损伤	不符合扣4分		
	6	监测：治疗期间密切观察患者生命体征变化，进行必要实验室检查：全血细胞计数、凝血功能检查、血气分析等。应每小时检查一次穿刺侧肢端血运情况。整理床单位、协助患者取舒适体位、交代注意事项	一项不符合扣1～2分		
	2	处置用物，洗手，记录（ECMO转速、流速、水箱的温度、生命体征）	一项不符合扣1～2分		
	5	撤离ECMO：遵医嘱予鱼精蛋白应用，停止血泵。拔管（先静脉后动脉）。 切开技术插管/半切开技术插管：静脉处理——协助医生静脉上缝制荷包线，以便拔管后可结扎荷包止血；动脉处理——协助医生动脉拔管后修补血管壁。 穿刺技术拔管：拔除插管后需要以无菌纱布压迫止血20～30 min，沙袋压迫4～6 min，同侧肢体制动4～6 h	一项不符合扣2分		
操作后处理（10分）	6	整理用物，污物处理符合医院感染管理要求	一项不符合扣3分		
	4	洗手，记录	一项不符合扣2分		
结果标准（15分）	5	管路连接正确，参数设置合理，正确处理报警	一项不符合扣2分		
	5	操作程序流畅，严格执行无菌技术，有爱伤观念	一项不符合扣2分		
	5	床单元整洁、舒适	一项不符合扣2分		

第十一节　心电监护操作流程/考核细则及评分标准

一、心电监护操作流程

评估	患者评估:核对患者信息,评估患者病情、意识状态、酒精过敏史,评估操作部位皮肤状况、指甲有无异常、双上肢有无偏瘫等,评估患者配合程度及需求。 环境评估:安静、安全,光线适宜,无电磁波干扰,使用隔帘,保护患者隐私。
准备	护士准备:着装整洁,洗手,戴口罩。 用物准备:监护仪、电极片、75%酒精、生理盐水、棉签、弯盘、护理记录单、笔。 患者准备:了解操作目的,配合操作。
操作过程	携用物至床旁,核对患者信息,解释操作目的,取得配合。 根据患者病情取合适体位。 连接电源,监护仪开机,连接电极片。 根据需要监护的项目,设置相应的监护通道。 暴露患者的胸部(避免过多暴露),清洁粘贴电极处的皮肤。 粘贴电极片于患者胸前正确位置。右上(RA):右锁骨中线第一肋间;左上(LA):左锁骨中线第一肋间;右下(RL):右锁骨中线平剑突水平处;左下(LL):左锁骨中线平剑突水平处;胸导(C):胸骨左缘第四肋间。根据SPO$_2$传感器的类型正确放置于手指、足趾或耳廓处,使其接触良好。 连接血压袖带于正确位置。肱动脉:袖带平整置于上臂中部,下缘距肘窝2~3 cm,松紧以能放入1指为宜;腘动脉:袖带缠于大腿下部,下缘距腘窝3~5 cm。测血压的肢体与患者心脏处于同一水平位置。启动装置测量血压。 进入心电子菜单,设置合适导联(P波清楚,导联一般选择Ⅱ导联),调节振幅,确保监测波形清晰、无干扰。 进入NBP子菜单设置测量血压方式、间隔时间。 待各数值稳定后,设置报警上下限,打开报警开关,发现报警及时处理。 正确读取监护参数、正确识别心电波形并告知患者注意事项。 协助患者取舒适体位。 停止心电监护,核对相关信息并告知患者,解释操作目的并取得合作。 关闭监护仪,断开电源,撤离导线。 清洁皮肤,协助患者取舒适体位,整理床单元。
整理	用物按医院感染管理要求处理。 护士个人洗手。 记录。

二、心电监护操作考核细则及评分标准

项目	分值	评分细则	扣分标准	扣分	得分
评估（5分）	5	核对患者信息,评估患者病情、意识状态、酒精过敏史,评估操作部位皮肤状况、指甲有无异常、双上肢有无偏瘫等,评估患者配合程度及需求；环境安静、安全,光线适宜,无电磁波干扰,使用隔帘,保护患者隐私	一项不符合扣1分		
操作前准备（10分）	2	护士准备：着装整洁,洗手,戴口罩	一项不符合扣1分		
	5	用物准备：监护仪、电极片、75%酒精、生理盐水、棉签、弯盘、护理记录单、笔	一项不符合扣1分		
	3	患者准备：了解操作目的,配合操作	一项不符合扣1分		
操作过程（60分）	4	携用物至床旁,核对患者信息,解释操作目的,取得配合	一项不符合扣1分		
	1	根据病情取合适体位	不符合扣1分		
	2	连接电源,监护仪开机,连接电极片	一项不符合扣1分		
	2	根据需要监护的项目,设置相应的监护通道	不符合扣2分		
	2	暴露患者的胸部（避免过多暴露）,清洁粘贴电极处的皮肤	不符合扣2分		
	10	粘贴电极片于患者胸前正确位置。右上(RA)：右锁骨中线第一肋间；左上(LA)：左锁骨中线第一肋间；右下(RL)：右锁骨中线平剑突水平处；左下(LL)：左锁骨中线平剑突水平处；胸导(C)：胸骨左缘第四肋间	一项不符合扣2分		
	2	根据SPO_2传感器的类型正确放置于手指、足趾或耳廓处,使其接触良好	不符合扣2分		
	4	连接血压袖带于正确位置。肱动脉：袖带平整置于上臂中部,下缘距肘窝2~3 cm,松紧以能放入1指为宜；腘动脉：袖带缠于大腿下部,下缘距腘窝3~5 cm。测血压的肢体与患者心脏处于同一水平位置,启动装置测量血压	一项不符合扣2分		
	2	进入心电子菜单,设置合适导联(P波清楚,导联一般选择Ⅱ导联),调节振幅,确保监测波形清晰,无干扰	一项不符合扣1分		
	2	进入NBP子菜单设置测量血压方式、间隔时间	一项不符合扣1分		
	8	待各数值稳定后,设置报警上下限,打开报警开关,发现报警及时处理	一项不符合扣2分		
	8	正确读取监护参数、正确识别心电波形并告知患者注意事项	一项不符合扣2分		
	3	协助患者取舒适体位	一项不符合扣1分		
	2	洗手,记录	一项不符合扣1分		
	2	停止心电监护,核对相关信息并告知患者,解释操作目的并取得合作	一项不符合扣1分		
	3	关闭监护仪,断开电源,撤离导线	一项不符合扣1分		
	3	清洁皮肤,协助患者取舒适体位,整理床单元	一项不符合扣1分		
操作后处理（10分）	6	整理用物,污物处理符合医院感染管理要求	一项不符合扣3分		
	4	洗手,记录	一项不符合扣2分		
结果标准（15分）	5	导联连接正确,报警设置合理	一项不符合扣2分		
	6	操作程序流畅,动作轻柔,有爱伤观念	一项不符合扣2分		
	4	床单元整洁、舒适	一项不符合扣2分		

第十二节　心电图操作流程/考核细则及评分标准

一、心电图操作流程

评估
- 患者评估:核对患者信息,评估患者病情、意识、生命体征、配合程度及胸前部皮肤有无皮疹、伤口,确认患者是否安装起搏器。
- 环境评估:安静、安全,光线适宜,无电磁波干扰。

准备
- 护士准备:着装整洁,洗手,戴口罩。
- 用物准备:心电图机、生理盐水、棉签、血管钳、心电图申请单、清洁纱布、弯盘,必要时备屏风。
- 患者准备:排除剧烈活动及进食热饮,平卧休息3～5 min。

操作过程
- 携用物至床旁,核对患者信息,解释操作目的,取得配合。
- 调节室温,遮挡患者,取舒适卧位,连接电源,开机,检查心电图机性能,查看有无心电图打印纸,暴露患者两手腕内侧、两下肢内踝、胸部并用生理盐水棉签擦拭。
- 正确连接肢体导联和胸导联。
- 按"START"键,正确描记各导联心电图变化。
- 观察患者病情变化,注意保暖和保护患者隐私。
- 记录心电图波形,打印心电图。
- 关机,再次核对患者信息。
- 撤除导联线,擦拭患者皮肤,观察皮肤情况。
- 协助患者取舒适体位,整理床单位。

整理
- 用物按医院感染管理要求处理。
- 护士个人洗手。
- 记录。

二、心电图操作考核细则及评分标准

项目	分值	评分细则	扣分标准	扣分	得分
评估 (5分)	5	核对患者信息,评估患者病情、意识、生命体征、配合程度及胸前部皮肤有无皮疹、伤口,确认患者是否安装起搏器;环境安静、安全,光线适宜,无电磁波干扰	一项不符合扣1分		
操作前准备 (10分)	2	护士准备:着装整洁,洗手,戴口罩	一项不符合扣1分		
	5	用物准备:心电图机、生理盐水、棉签、血管钳、心电图申请单、清洁纱布、弯盘,必要时备屏风	一项不符合扣1分		
	3	患者准备:排除剧烈活动及进食热饮,平卧休息3~5 min	一项不符合扣1分		
操作过程 (60分)	2	携用物至床旁,核对患者信息,解释操作目的,取得配合	一项不符合扣1分		
	10	调节室温,遮挡患者,取舒适卧位,连接电源,开机,检查心电图机性能,查看有无心电图打印纸,暴露患者两手腕内侧、两下肢内踝、胸部,用生理盐水棉签擦拭	一项不符合扣2分		
	15	正确连接肢体导联和胸导联	一项不符合扣2分		
	4	按"START"键,正确描记各导联心电图变化	一项不符合扣2分		
	4	观察患者病情变化,注意保暖和保护患者隐私	一项不符合扣2分		
	5	记录心电图波形,打印心电图	一项不符合扣3分		
	5	关机,再次核对患者信息	一项不符合扣3分		
	10	撤除导联线,擦拭患者皮肤,观察皮肤情况	一项不符合扣3分		
	5	协助患者取舒适体位,整理床单位	一项不符合扣1分		
操作后处理 (10分)	6	整理用物,污物处理符合医院感染管理要求	一项不符合扣3分		
	4	洗手,记录	一项不符合扣2分		
结果标准 (15分)	5	导联电极连接准确,心电图清晰,波形稳定	一项不符合扣2分		
	5	操作程序流畅;动作轻柔,有爱伤观念	一项不符合扣2分		
	5	床单元整洁、舒适	一项不符合扣2分		

第十三节　非同步电除颤操作流程/考核细则及评分标准

一、非同步电除颤操作流程

评估
- 患者评估:核对患者信息,评估患者病情、意识状态、局部皮肤情况,确认患者心电图是否有室颤波、有无起搏器及金属挂件,电极片是否避开除颤部位。
- 环境评估:安全、适宜操作,清除无关人员。

准备
- 护士准备:仪表端庄,着装整洁,态度严肃。
- 用物准备:除颤仪、导电糊、弯盘、干纱布、护理记录单。
- 患者准备:去枕平卧硬板床,去除金属饰物,暴露胸前区。

操作过程
- 评估病情,呼救,看时间,拉隔帘。
- 迅速携带用物至患者床旁,开机。
- 用纱布清洁皮肤。
- 迅速在患者胸部均匀涂导电糊。
- 选择非同步模式,选择适当能量(单向波能量选择360 J,双向波选择120～200 J)。
- 将电极板置于标准位置[右电极:胸骨右缘第二肋间,左电极:左侧腋中线与第五肋间交界处(心尖部)]。
- 再次观察心电示波仍为室颤,按充电按钮充电,口述提醒:"离床!"确认所有人离开床边。
- 双臂伸直,固定电极板,紧贴皮肤,每个电极板施加1～1.2 MPa的压力,按压两电极板放电。
- 放电后立即行心肺复苏,2 min后观察心电示波,了解除颤效果。
- 查看时间。
- 将能量选择调到手动通位置,电极板放平。
- 用纱布擦拭皮肤并检查皮肤有无损伤。
- 整理床单位,继续开展心电监护。
- 关闭除颤仪,用纱布擦拭电极板后放回固定位置。

整理
- 用物按医院感染管理要求处理。
- 护士个人洗手。
- 记录。

二、非同步电除颤操作考核细则及评分标准

项目	分值	评分细则	扣分标准	扣分	得分
评估 (5分)	5	核对患者信息,评估患者病情、意识状态、局部皮肤情况,确认患者心电图是否有室颤波、有无起搏器及金属挂件,确认电极片是否避开除颤部位;环境安全、适宜操作,清除无关人员	一项不符合扣2分		
操作前准备 (10分)	2	护士准备:仪表端庄,着装整洁,态度严肃	一项不符合扣1分		
	5	用物准备:除颤仪、导电糊、弯盘、干纱布、护理记录单	一项不符合扣1分		
	3	患者准备:去枕平卧硬板床,去除金属饰物,暴露胸前区	一项不符合扣1分		
操作过程 (60分)	6	评估病情,呼救,看时间,拉隔帘	一项不符合扣2分		
	2	迅速携带用物至患者床旁,开机	不符合扣2分		
	2	用纱布清洁皮肤	不符合扣2分		
	2	迅速在患者胸部均匀涂导电糊	不符合扣2分		
	8	选择非同步模式,选择适当能量(单向波能量选择360 J,双向波选择120~200 J)	不符合扣8分		
	8	将电极板置于标准位置[右电极:胸骨右缘第二肋间,左电极:左侧腋中线与第五肋间交界处(心尖部)]	不符合扣8分		
	4	再次观察心电示波仍为室颤,按充电按钮充电,口述提醒:"离床!"确认所有人离开床边	一项不符合扣2分		
	4	双臂伸直,固定电极板,紧贴皮肤,每个电极板施加1~1.2 MPa的压力,按压两电极板放电	一项不符合扣2分		
	6	放电后立即行心肺复苏,2 min后观察心电示波,了解除颤效果	一项不符合扣2分		
	2	查看时间	不符合扣2分		
	4	将能量选择调到手动通位置,电极板放平	一项不符合扣2分		
	4	用纱布擦拭皮肤并检查皮肤有无损伤	一项不符合扣2分		
	4	整理床单位,继续开展心电监护	一项不符合扣2分		
	4	关闭除颤仪,用纱布擦拭电极板后放回固定位置	一项不符合扣2分		
操作后处理 (10分)	6	整理用物,污物处置符合医院感染管理要求	一项不符合扣3分		
	4	洗手,记录	一项不符合扣2分		
结果标准 (15分)	5	能量选择正确,无并发症	一项不符合扣2分		
	5	操作熟练,程序流畅,爱伤观念强	一项不符合扣2分		
	5	床单元整洁、舒适	一项不符合扣2分		

第十四节　心肺复苏操作流程/考核细则及评分标准

一、心肺复苏操作流程

评估
- 患者评估:核对患者信息,评估患者病情、意识、有无颈部外伤、呼吸、颈动脉搏动、有无活动义齿等。
- 环境评估:安全,光线适宜,使用隔帘,清除与抢救无关人员。

准备
- 护士准备:着装整洁,态度严肃,反应敏捷。
- 用物准备:硬板床或硬板、护士挂表、纱布、弯盘、电筒、记录单、血压计、听诊器、简易呼吸囊,必要时备除颤仪。
- 患者准备:护士可以对患者的体位进行调整,以满足抢救的需要。

操作过程
- 轻拍患者双肩部,俯身分别对其左、右耳高声呼叫:"喂,你怎么啦?"口述"意识丧失。"高声呼救,看时间。
- 解开患者衣领,触摸颈动脉[右手食、中二指并拢,由喉结向内侧(患者右侧)滑移2 cm检查颈动脉搏动],同时观察患者呼吸情况,判断时间为5~10 s;监护仪提示心跳停止,查看导联连接是否完好,判断有无大动脉搏动,监护仪提示室颤,先立即除颤一次。
- 患者取去枕平卧位,确认硬板床或置按压板,解开上衣、腰带。
- 术者体位:位于患者一侧,根据个人身高及患者位置高低选用脚凳或跪式体位。
- 正确定位:胸骨中下1/3交界处。
- 按压姿势:双手按压,双手掌跟重叠,手指扣手交叉,手指不触及胸廓,双臂肘关节绷直,垂直向下用力;按压深度:5~6 cm;按压频率:100~120次/min;按压与放松时间比1:1,每次按压后使胸廓充分回弹,注意观察患者面色及四肢循环情况。
- 确认患者无颈椎骨折,并报告。
- 双手轻转患者头部,检查口腔,去除异物或义齿(疑有颈椎骨折的除外)。采用双手托颌法开放气道。
- 使用简易呼吸囊进行2次人工呼吸:确认简易呼吸囊连接完好,连接氧气,氧流量10 L/min,采用EC手法固定面罩,每次人工呼吸时间为1 s,同时观察胸廓起伏的情况。
- 按压与人工呼吸比30:2,连续操作5个循环。
- 观察患者呼吸、面色、意识、瞳孔,正确评估心肺复苏的有效指征,如心肺复苏有效,进行进一步生命支持;如心肺复苏无效,继续坚持30 min以上仍无生命体征,则宣布临床死亡。

整理
- 用物按医院感染管理要求处理。
- 护士个人洗手。
- 记录。

二、心肺复苏操作考核细则及评分标准

项目	分值	评分细则	扣分标准	扣分	得分
评估 (5分)	5	核对患者信息,评估患者病情、意识、有无颈部外伤、呼吸、颈动脉搏动、有无活动义齿等;环境安全,光线适宜,使用隔帘,清除与抢救无关人员	一项不符合扣1分		
操作前 准备 (10分)	2	护士准备:着装整洁,态度严肃,反应敏捷	一项不符合扣1分		
	5	用物准备:硬板床或硬板、护士挂表、纱布、弯盘、电筒、记录单、血压计、听诊器、简易呼吸囊,必要时备除颤仪	一项不符合扣1分		
	3	患者准备:护士可以对患者的体位进行调整	不符合扣2分		
操作 过程 (60分)	4	轻拍患者双肩部,俯身分别对其左、右耳高声呼叫:"喂,你怎么啦?"口述:"意识丧失。"	一项不符合扣2分		
	5	高声呼救,看时间	一项不符合扣1分		
	6	解开衣领、触摸颈动脉,同时观察患者呼吸,判断时间为5~10 s;监护仪提示心跳停止,查看导联连接是否完好,无须判断大动脉搏动,监护仪提示室颤,先立即除颤一次	一项不符合扣1分		
	4	患者取去枕平卧位,确认硬板床或置按压板,解开上衣、腰带	一项不符合扣1分		
	14	术者体位:位于患者一侧,根据个人身高及患者位置高低选用脚凳或跪式体位。正确定位:胸骨中下1/3交界处。按压姿势:双手按压,双手掌跟重叠,手指扣手交叉,手指不触及胸廓,双臂肘关节绷直,垂直向下用力。按压深度:5~6 cm。按压频率:100~120次/min。按压与放松时间比1:1,每次按压后使胸廓充分回弹,注意观察患者面色及四肢循环情况	一项不符合扣2分		
	10	确认患者无颈椎骨折,并报告。双手轻转患者头部,检查口腔,去除异物及义齿(疑有颈椎骨折的除外)。采用双手托颌法开放气道	一项不符合扣2分		
	4	使用简易呼吸囊进行2次人工呼吸:确认简易呼吸囊连接完好,连接氧气,氧流量10 L/min,采用EC手法固定面罩,每次人工呼吸时间为1 s,观察胸廓	一项不符合扣1分		
	4	按压与人工呼吸比30:2,连续操作5个循环	一项不符合扣2分		
	9	观察患者呼吸、面色、意识、瞳孔,正确评估心肺复苏的有效指征,如心肺复苏有效,进行进一步生命支持;如心肺复苏无效,继续坚持30 min以上仍无生命体征,则宣布临床死亡	一项不符合扣1分		
操作后 处理 (10分)	6	整理用物,污物处置符合医院感染管理要求	一项不符合扣2分		
	4	洗手,记录	一项不符合扣2分		
结果 标准 (15分)	5	操作熟练、动作轻稳,操作程序流畅	一项不符合扣2分		
	5	爱伤观念强,无并发症发生	一项不符合扣2分		
	5	分秒必争,具有急救意识	一项不符合扣2分		

第十五节　心肺复苏仪操作流程/考核细则及评分标准

一、心肺复苏仪操作流程

评估
- 患者评估:评估患者病情、意识、颈动脉搏动、呼吸、气道、体型、有无颈部外伤、有无活动义齿。
- 环境评估:整洁、安全,必要时以屏风遮挡。

准备
- 护士准备:着装整洁,洗手,戴口罩。
- 用物准备:心肺复苏仪、除颤仪、治疗盘、纱布、手电筒、手表,必要时备屏风;接好管道,连接氧源,仪器性能良好。
- 患者准备:去枕仰卧于硬板床,满足抢救的需要。

操作过程
- 轻拍患者面颊或双侧肩部,于双侧耳部大声呼唤患者判断其意识状态。
- 中、食指放在患者颈前气管正中部,向气管旁侧轻按并滑动2~3 cm,判断是否有颈动脉搏动。确定患者无反应,立即通知医生,取除颤仪、心肺复苏仪;看表记录抢救时间。
- 将患者置于安全、硬板床上,去枕仰卧位。
- 将患者仰面卧位放入复苏板,后颈部放置在箭头所指方向的弧形边缘,使其头部后仰开放气道,头、颈、躯干平直,双臂先向外呈一字形。
- 将主机插入按压板上固定好,依据患者体型调节按压头位置,按压头应紧贴患者皮肤,置于胸骨中下1/3处。
- 在控制面板上,根据患者的实际情况选择按压通气比、按压深度、按压频率,按下暂停/运行键,心肺复苏机开始工作。
- 清理呼吸道分泌物,开放气道,如需通气安装呼吸面罩,调节流量指示阀达到所需的通气量。
- 观察患者胸外按压是否有效,确定按压部位是否正确,观察患者呼吸、面色、意识、瞳孔,正确评估有效指征;观察有无并发症。
- 复苏成功,停止操作,按下暂停键,移开按压头;关闭电源,断开氧源,将主机从患者胸前取下,撤除复苏板。整理床单元,摆好体位。

整理
- 用物按医院感染管理要求处理。
- 护士个人洗手。
- 记录。

二、心肺复苏仪操作考核细则及评分标准

项目	分值	评分细则	扣分标准	扣分	得分
评估（5分）	5	评估患者的病情、意识、颈动脉搏动、呼吸、气道、体型、有无颈部外伤、有无活动义齿；环境整洁、安全，必要时以屏风遮挡	一项不符合扣1分		
操作前准备（10分）	2	护士准备：着装整洁，洗手，戴口罩	一项不符合扣1分		
	5	用物准备：心肺复苏仪、除颤仪、治疗盘、纱布、手电筒、手表，必要时备屏风；接好管道，连接氧源，仪器性能良好	一项不符合扣1分		
	3	患者准备：去枕仰卧于硬板床，满足抢救的需要	不符合扣3分		
操作过程（60分）	5	轻拍患者面颊或双侧肩部，于双侧耳部大声呼唤患者判断其意识状态	一项不符合扣2分		
	5	中、食指放在患者颈前气管正中部，向气管旁侧轻按并滑动2~3 cm，判断是否有颈动脉搏动	不符合扣5分		
	5	确定患者无反应，立即通知医生，取除颤仪、心肺复苏仪；看表记录抢救时间	不符合扣5分		
	5	将患者置于硬板床上，去枕仰卧位	一项不符合扣2分		
	10	将患者仰面卧位放入复苏板，后颈部放置在箭头所指方向的弧形边缘，使其头部后仰开放气道，头、颈、躯干平直，双臂先向外呈一字形	一项不符合扣2分		
	10	将主机插入按压板上固定好，依据患者体型调节按压头位置，按压头应紧贴患者皮肤，置于胸骨中下1/3处	一项不符合扣3分		
	10	在控制面板上，根据患者的实际情况选择按压通气比、按压深度、按压频率，按下暂停/运行键，心肺复苏机开始工作	一项不符合扣3分		
	5	清理呼吸道分泌物，开放气道，如需通气安装呼吸面罩，调节流量指示阀达到所需的通气量	一项不符合扣2分		
	5	观察患者胸外按压是否有效，确定按压部位是否正确，观察患者呼吸、面色、意识、瞳孔，正确评估有效指征；观察有无并发症	一项不符合扣2分		
用物处理（10分）	6	复苏成功，停止操作，按下暂停键，移开按压头；关闭电源，断开氧源，将主机从患者胸前取下，撤除复苏板。整理床单元，摆好体位	一项不符合扣3分		
	4	用物按医院感染管理要求处理。洗手，记录	一项不符合扣2分		
结果标准（15分）	5	模式正确，按压力度选择正确，无并发症发生	一项不符合扣2分		
	5	操作程序流畅，动作轻柔，有爱伤观念	一项不符合扣2分		
	5	床单元整洁、舒适	一项不符合扣2分		

第十六节 有创动脉压监测操作流程/考核细则及评分标准

一、有创动脉压监测操作流程

评估
- 患者评估:核对患者信息,评估患者的病情、心理状态及配合程度、穿刺部位皮肤及循环情况。
- 环境评估:安静、安全,光线适宜。

准备
- 护士准备:着装整洁,洗手,戴口罩。
- 用物准备:生理盐水、专用动脉留置针、10 mL注射器、加压袋、监测模块、动脉测压套组件、无菌消毒盘。
- 患者准备:了解操作目的,配合操作。

操作过程
- 携用物到患者床旁,核对患者信息,解释有创动脉压监测的目的及注意事项。
- 术者左手中指摸及桡动脉搏动,食指在其远端轻轻牵拉,穿刺点在搏动最明显处远端约0.5 cm,专用动脉留置针与皮肤成30°角穿刺,成功后将专用动脉留置针放低,与皮肤成10°角,再将其向前推进2 mm,用手固定针芯,将外套管送入桡动脉内并推至所需深度,拔出针芯,置管成功。
- 将生理盐水装入压力袋中,压力袋充气至300 mmHg,压力传导器与生理盐水连接,排气后连接动脉导管。
- 安装压力模块,将压力模块与压力传导组相连。
- 按压快速冲洗阀,以生理盐水冲洗动脉导管,保持导管通畅。
- 固定压力换能器,固定于患者右心房水平位置(即固定于患者的腋中线水平位置),并随患者体位变化而改变。
- 调节压力模块,调节测压装置三通,关闭患者端,改与大气相通,选择模块传感器校零,监护仪上ABP检测波形为直线,数值为"0"。
- 测量ABP的数值:关闭与大气相通端三通,接通患者端三通,监护仪出现数值与波形,读取数值。
- 设定报警限。
- 安置患者,整理床单位。

整理
- 用物按医院感染管理要求处理。
- 护士个人洗手。
- 记录。

二、有创动脉压监测操作考核细则及评分标准

项目	分值	评分细则	扣分标准	扣分	得分
评估（5分）	5	核对患者信息,评估患者病情、心理状态及配合程度、穿刺部位皮肤及循环情况;环境安静、安全,光线适宜	一项不符合扣1分		
操作前准备（10分）	2	护士准备:着装整洁,洗手,戴口罩	一项不符合扣1分		
	5	用物准备:生理盐水、专用动脉留置针、10 mL注射器、加压袋、监测模块、动脉测压套组件、无菌消毒盘	一项不符合扣1分		
	3	患者准备:了解操作目的,配合操作	一项不符合扣1分		
操作过程（60分）	5	携用物到患者床旁,核对患者信息,解释有创动脉压监测的目的及注意事项	一项不符合扣1分		
	10	术者左手中指摸及桡动脉搏动,食指在其远端轻轻牵拉,穿刺点在搏动最明显处远端约0.5 cm,专用动脉留置针与皮肤成30°角穿刺,成功后将专用动脉留置针放低,与皮肤成10°角,再将其向前推进2 mm,用手固定针芯,将外套管送入桡动脉内并推至所需深度,拔出针芯	一项不符合扣2分		
	5	将生理盐水装入压力袋中,压力袋充气至300 mmHg,压力传导器与生理盐水连接,排气后连接动脉导管	一项不符合扣2分		
	5	安装压力模块,将压力模块与压力传导组相连	一项不符合扣2分		
	5	按压快速冲洗阀,以生理盐水冲洗动脉导管	不符合扣5分		
	5	保持导管通畅	不符合扣5分		
	5	固定压力换能器,固定于患者右心房水平位置（即固定于患者的腋中线水平位置）,并随患者体位变化而改变	不符合扣5分		
	5	调节压力模块,调节测压装置三通,关闭患者端,改与大气相通,选择模块传感器校零,监护仪上ABP检测波形为直线,数值为"0"	一项不符合扣1分		
	5	测量ABP的数值:关闭与大气相通端三通,接通患者端三通,监护仪出现数值与波形,读取数值	一项不符合扣2分		
	5	设定报警限	一项不符合扣2分		
	5	安置患者,整理床单位	一项不符合扣2分		
操作后处理（10分）	6	整理用物,污物处理符合医院感染管理要求	一项不符合扣3分		
	4	洗手,记录	一项不符合扣2分		
结果标准（15分）	5	管路连接正确,波形稳定,参数准确	一项不符合扣2分		
	5	操作程序流畅,动作轻柔,有爱伤观念	一项不符合扣2分		
	5	床单元整洁、舒适	一项不符合扣2分		

第十七节 中心静脉压监测操作流程/考核细则及评分标准

一、中心静脉压(CVP)监测操作流程

评估
- 评估患者:核对患者信息,评估患者病情,确认中心静脉置管位置,评估穿刺点有无肿胀、渗出,评估置管深度、中心静脉管道是否通畅、是否使用呼吸机。
- 环境评估:安静、安全,光线适宜。

准备
- 护士准备:着装整洁,洗手,戴口罩。
- 用物准备:一次性压力传感器、压力导联线、监测模块、肝素稀释液、弯盘、无菌巾、安多福、无菌棉签、加压袋、无菌手套、20 mL生理盐水注射器。
- 患者准备:了解操作目的,配合操作。

操作过程
- 携用物至床旁,核对患者信息,解释操作目的,根据病情协助患者取合适体位。
- 将导线连接于心电监护仪的压力模块。
- 设置CVP通道及标度。
- 将肝素稀释液放置压力包内,加压150～300 mmHg,悬挂于输液架上。将一次性压力传感器与导线连接,并检查连接是否紧密。消毒肝素稀释液瓶口。将一次性压力传感器冲管端插入液面下,打开冲管阀排气。
- 患者取平卧位,暴露中心静脉导管。
- 关闭CVP管道开关,打开CVP接口,消毒管端。
- 将一次性压力传感器与CVP导管连接,冲管。
- 将传感器置于患者右心房水平位置。
- 开始归零:先将传感器通向患者端关闭,使传感器与大气相通,按"归零"键,屏幕显示归零结束。
- 关闭大气端,将传感器与CVP导管相通(使用呼吸机的患者,病情允许予以脱开呼吸机)。
- 观察屏幕CVP典型波形,读取稳定后的数值,正确设置报警限。
- 协助患者取舒适卧位,整理床单元。

整理
- 用物按医院感染管理要求处理。
- 护士个人洗手。
- 记录。

二、中心静脉压(CVP)监测操作考核细则及评分标准

项目	分值	评分细则	扣分标准	扣分	得分
评估 (5分)	5	核对患者信息,评估患者病情,确认中心静脉置管位置,评估穿刺点有无肿胀、渗出,评估置管深度、中心静脉管道是否通畅、是否使用呼吸机;环境安静、安全,光线适宜	一项不符合扣1分		
操作前 准备 (10分)	2	护士准备:着装整洁,洗手,戴口罩	一项不符合扣1分		
	5	用物准备:一次性压力传感器、压力导联线、监测模块、肝素稀释液、弯盘、无菌巾、安多福、无菌棉签、加压袋、无菌手套、20 mL生理盐水注射器	一项不符合扣1分		
	3	患者准备:了解操作目的,配合操作	一项不符合扣1分		
操作 过程 (60分)	5	携用物至床旁,核对患者信息,解释操作目的,根据病情取合适体位	一项不符合扣2分		
	5	将导线连接于心电监护仪的压力模块	不符合扣5分		
	5	设置CVP通道及标度	不符合扣5分		
	10	将肝素稀释液放置压力包内,加压150~300 mmHg,悬挂于输液架上。将一次性压力传感器与导线连接,并检查连接是否紧密。消毒肝素稀释液瓶口。将一次性压力传感器冲管端插入液面下,打开冲管阀排气	一项不符合扣2分		
	5	患者取平卧位,暴露中心静脉导管	一项不符合扣2分		
	5	关闭CVP管道开关,打开CVP接口,消毒管端	一项不符合扣2分		
	5	将一次性压力传感器与CVP导管连接,冲管	一项不符合扣2分		
	3	将传感器置于患者右心房水平位置	不符合扣3分		
	5	开始归零:先将传感器通向患者端关闭,使传感器与大气相通,按"归零"键,屏幕显示归零结束	一项不符合扣2分		
	4	关闭大气端,将传感器与CVP导管相通(使用呼吸机的患者,病情允许予以脱开呼吸机)	一项不符合扣2分		
	4	观察屏幕CVP典型波形稳定,读取稳定后的数值,正确设置报警限	一项不符合扣2分		
	4	协助患者取舒适卧位,整理床单元	一项不符合扣2分		
操作后 处理 (10分)	6	整理用物,污物处理符合医院感染管理要求	一项不符合扣3分		
	4	洗手,记录	一项不符合扣2分		
结果 标准 (15分)	5	管路连接正确,波形稳定,参数准确	一项不符合扣2分		
	5	操作程序流畅,动作轻柔,有爱伤观念	一项不符合扣2分		
	5	床单元整洁、舒适。	一项不符合扣2分		

第十八节 连续性血液净化操作流程/考核细则及评分标准

一、连续性血液净化操作流程

评估
- 患者评估:核对患者信息,评估患者病情、生命体征、皮肤情况、合作程度,评估导管是否通畅,询问患者是否需要排尿或排便。
- 环境评估:安静、安全,光线适宜,病室内有电源插座。

准备
- 护士准备:着装整洁,洗手,戴口罩。
- 用物准备:血液净化机、输液泵、血滤管路、血滤器、3 L袋、生理盐水、适宜型号的注射器、注射针头、肝素钠、胶布、无菌手套、弯盘、碘伏、棉签、无菌纱布、换药包、肝素帽、治疗盘、无菌巾。
- 患者准备:了解操作目的,配合操作。

操作过程
- 携用物至床旁,核对患者信息,解释操作目的,取得配合。
- 协助患者取舒适卧位。
- 将血液净化机接上电源,打开电源开关,等待机器自检通过。
- 正确设置治疗模式,根据不同机器型号按屏幕提示正确连接管路并检查连接是否紧密,进行各处连接时注意执行无菌操作。
- 静脉端接肝素盐水预冲滤器和管路,排尽空气。
- 将动静脉管路连接至同一袋肝素盐水中,待检测通过后,进入再循环模式,遵医嘱设置参数。
- 将动脉端接生理盐水,静脉端接集液袋,排尽管路中的肝素盐水。
- 充分暴露静脉导管,取下肝素帽,戴无菌手套,导管下方铺无菌巾,消毒两侧接口,用5 mL注射器抽出管腔内的肝素封管液,再次评估静脉导管通畅后,遵医嘱选择抗凝药物。
- 将动脉管道连接到双腔静脉导管的动脉管,血流速调到100 mL/min,启动血泵。
- 待血流接近静脉管道末端时,关血泵,把静脉管道与双腔静脉导管的静脉管连接,再启动血泵。
- 根据患者病情,遵医嘱调节血流速。
- 再次确认各管路妥善固定,观察机器运转情况并向患者交代注意事项。
- 结束时,先暂停血泵,关闭动脉端,将动脉管接生理盐水开启血泵,将血回输,回血结束将管路脱离患者,查看当前治疗数据,治疗结束,封管并用无菌纱布包裹导管末端,关机。
- 向患者交代注意事项。
- 整理床单位,协助取舒适卧位。

整理
- 用物按医院感染管理要求处理。
- 护士个人洗手。
- 记录。

二、连续性血液净化操作考核细则及评分标准

项目	分值	评分细则	扣分标准	扣分	得分
评估 （5分）	5	核对患者信息，评估患者病情、生命体征、皮肤情况、合作程度，导管是否通畅，询问患者是否需要排尿或排便；环境安静、安全，光线适宜，病室内有电源插座	一项不符合扣2分		
操作前准备 （10分）	2	护士准备：着装整洁，洗手，戴口罩	一项不符合扣1分		
	3	用物准备：血液净化机、输液泵、血滤管路、血滤器、3 L袋、生理盐水、适宜型号的注射器、注射针头、肝素钠、胶布、无菌手套、弯盘、碘伏、棉签、无菌纱布、换药包、肝素帽、治疗盘、无菌巾	一项不符合扣0.5分		
	5	患者准备：了解操作目的，配合操作	一项不符合扣2分		
操作过程 （60分）	2	携用物至床旁，核对患者信息，解释操作目的，取得配合	一项不符合扣2分		
	2	协助患者取舒适卧位	一项不符合扣2分		
	2	将血液净化机接上电源，打开电源开关，等待机器自检通过	一项不符合扣2分		
	10	正确设置治疗模式，根据不同机器型号按屏幕提示正确连接管路并检查连接是否紧密，进行各处连接时注意执行无菌操作	一项不符合扣3分		
	4	静脉端接肝素盐水预冲滤器和管路，排尽空气	一项不符合扣2分		
	3	将动静脉管路连接至同一袋肝素盐水中，待检测通过后，进入再循环模式，遵医嘱设置参数	不符合扣3分		
	3	将动脉端接生理盐水，静脉端接集液袋，排尽管路中的肝素盐水	不符合扣3分		
	6	充分暴露静脉导管，取下肝素帽，戴无菌手套，导管下方铺无菌巾，消毒两侧接口，用5 mL注射器抽出管腔内的肝素封管液，再次评估静脉导管通畅后，遵医嘱选择抗凝药物	一项不符合扣2分		

项目	分值	评分细则	扣分标准	扣分	得分
	4	将动脉管道连接到双腔静脉导管的动脉管,血流速调到100 mL/min,启动血泵	一项不符合扣2分		
	3	待血流接近静脉管道末端时,关血泵,把静脉管道与双腔静脉导管的静脉管连接,再启动血泵	不符合扣3分		
	2	根据患者病情,遵医嘱调节血流速	不符合扣2分		
	6	再次确认各管路妥善固定,观察机器运转情况并向患者交代注意事项	一项不符合扣2分		
	10	结束时,先暂停血泵,关闭动脉端,将动脉管接生理盐水开启血泵,将血回输,回血结束将管路脱离患者,查看当前治疗数据,治疗结束,封管并用无菌纱布包裹导管末端,关机	一项不符合扣2分		
	1	向患者交代注意事项	一项不符合扣1分		
	2	整理床单位,协助取舒适卧位	一项不符合扣1分		
操作后处理(10分)	6	整理用物,污物处理符合医院感染管理要求	一项不符合扣3分		
	4	洗手,记录	一项不符合扣2分		
结果标准(15分)	5	管路连接正确,参数设置合理,正确处理报警	一项不符合扣2分		
	5	操作程序流畅,严格执行无菌操作,有爱伤观念	一项不符合扣2分		
	5	床单元整洁、舒适	一项不符合扣2分		

第十九节 血液灌流操作流程/考核细则及评分标准

一、血液灌流操作流程

评估
- 患者评估:核对患者信息,评估患者病情、生命体征、合作程度,评估导管是否通畅,询问患者是否需要排尿或排便。
- 环境评估:安静、安全,光线适宜,病室内有电源插座。

准备
- 护士准备:着装整洁,洗手,戴口罩。
- 用物准备:血液灌流机、灌流管路、灌流器、生理盐水、适宜型号的注射器、注射针头、肝素钠、胶布、无菌手套、弯盘、碘伏、棉签、无菌纱布、换药包、肝素帽、治疗盘、无菌巾。
- 患者准备:了解操作目的及注意事项,配合操作。

操作过程
- 携用物至床旁,核对患者信息,解释操作目的,取得配合。
- 协助患者取舒适卧位。
- 将灌流机接上电源,打开电源开关,机器自检通过。
- 正确连接管路并检查连接是否紧密,进行各处连接时注意执行无菌操作。
- 以100 mL/min预冲灌流器和管路,遵医嘱设置各项参数。
- 将动、静脉管路连接成闭路循环,运行机器使灌流器达到充分肝素化。
- 将动脉端接生理盐水,静脉端接集液袋,排尽管路中的肝素盐水。
- 充分暴露静脉导管,用5 mL注射器抽出管腔内的肝素封管液,再次确认静脉导管畅通后,再从静脉端推注首剂肝素。
- 将动脉管道连接到双腔静脉导管的动脉管,启动血泵。
- 待血流接近静脉管道末端时,将静脉管道与双腔静脉导管的静脉管连接。
- 开动肝素泵,使用维持量肝素。
- 据患者病情,遵医嘱调节血流量。
- 再次确认各管路妥善固定,观察机器运转情况并向患者交代注意事项。
- 结束时,先停止治疗,关闭动脉端,在动脉管接生理盐水将血回输,回血结束将管路脱离患者,封管并用无菌纱布包裹导管末端,关机。
- 整理床单位,协助患者取舒适卧位,交代注意事项。

整理
- 用物按医院感染管理要求处理。
- 护士个人洗手。
- 记录。

二、血液灌流操作考核细则及评分标准

项目	分值	评分细则	扣分标准	扣分	得分
评分 (5分)	5	核对患者信息,评估患者病情、生命体征、合作程度,评估导管是否通畅,询问患者是否需要排尿或排便;环境安静、安全,光线适宜,病室内有电源插座	一项不符合扣1分		
操作前 准备 (10分)	2	护士准备:着装整洁,洗手,戴口罩	一项不符合扣1分		
	5	用物准备:血液灌流机、灌流管路、灌流器、生理盐水、适宜型号的注射器、注射针头、肝素钠、胶布、无菌手套、弯盘、碘伏、棉签、无菌纱布、换药包、肝素帽、治疗盘、无菌巾	一项不符合扣1分		
	3	患者准备:了解操作目的及注意事项,配合操作	一项不符合扣1分		
操作 过程 (60分)	2	携用物至床旁,核对患者信息,解释操作目的,取得配合	不符合扣2分		
	2	协助患者取舒适卧位	不符合扣2分		
	2	将灌流机接上电源,打开电源开关,机器自检通过	不符合扣2分		
	10	正确连接管路并检查连接是否紧密,进行各处连接时注意执行无菌操作	一项不符合扣2分		
	3	以100 mL/min预冲灌流器和管路,遵医嘱设置各项参数	一项不符合扣1分		
	3	将动、静脉管路连接成闭路循环,运行机器使灌流器达到充分肝素化	一项不符合扣2分		
	3	将动脉端接生理盐水,静脉端接集液袋,排尽管路中的肝素盐水	一项不符合扣1分		
	6	充分暴露静脉导管,用5 mL注射器抽出管腔内的肝素封管液,再次评估静脉导管畅通后,再从静脉端推注首剂肝素	一项不符合扣2分		
	4	将动脉管道连接到双腔静脉导管的动脉管,启动血泵	一项不符合扣2分		
	2	待血流接近静脉管道末端时,把静脉管道与双腔静脉导管的静脉管连接	不符合扣2分		
	2	启动肝素泵,使用维持量肝素	不符合扣2分		
	2	据患者病情,遵医嘱调节血流量	不符合扣2分		
	6	再次确认各管路妥善固定,观察机器运转情况并向患者交代注意事项	一项不符合扣2分		
	10	结束时,先停止治疗,关闭动脉端,在动脉管接生理盐水将血回输,回血结束将管路脱离患者,封管并用无菌纱布包裹导管末端,关机	一项不符合扣2分		
	3	整理床单位,协助患者取舒适卧位,交代注意事项	一项不符合扣1分		
操作后 处理 (10分)	6	整理用物,清洁仪器,污物处理符合医院感染管理要求	一项不符合扣3分		
	4	洗手,记录	一项不符合扣2分		
结果 标准 (15分)	5	管路连接正确,参数设置合理,正确处理报警	一项不符合扣2分		
	5	操作程序流畅,严格执行无菌操作,有爱伤观念	一项不符合扣2分		
	5	床单元整洁、舒适	一项不符合扣2分		

第二十节 主动脉球囊反搏操作流程/考核细则及评分标准

一、主动脉球囊反搏操作流程

评估
- 患者评估:评估患者病情、身高、意识状态、生命体征、既往史、过敏史;评估患者相关化验及各项检查结果,如肌酐水平及凝血时间等;评估穿刺部位皮肤及双侧足背动脉搏动情况;询问患者有无禁忌证。
- 环境评估:病室安静整洁,光线充足,适宜操作,关闭门窗(或窗帘),请无关人员回避,保护患者隐私。

准备
- 护士准备:衣帽整洁,洗手,戴口罩。
- 用物准备:急救用物——急救药品、气管插管、吸氧及吸痰装置、除颤仪等;常规用物——穿刺针、导丝、扩张器、压力换能器套装、压力延长管、注射器(20 mL、10 mL、5 mL、2 mL若干)、肝素钠、利多卡因、0.5%安多福、无菌手套、胶布、IBAP仪器、IBAP导管(根据患者身高选择不同型号的IABP导管)、加压袋、500 mL生理盐水、弯盘、约束带、三通。
- 患者准备:处于安静状态,配合操作。

操作过程
- 洗手,核对患者信息,解释操作目的,取得配合。
- 协助患者取平卧位,双下肢外展伸直位。
- 将病床的高度调整到适合医生操作的位置,以方便操作,并做好X线透视准备。
- 协助医生穿无菌手术衣,消毒皮肤;严格执行无菌技术操作规程,协助医生铺无菌台,打开无菌敷料包和器械包,并将注射器、无菌手套、输液器、相关导管耗材逐一递上手术台。
- 建立静脉通道,必要时遵医嘱用药:肝素钠(100 U/kg)。
- 检查和启动反搏泵准备程序:首先检查氦气的储量,打开阀门,启动电源进入待机状态,协助医生连接心电图,保证良好的心电信号。
- 协助医生局部麻醉,穿刺股动脉将钢丝送达腹主动脉,后沿钢丝将动脉鞘管及后置扩张器送于股动脉内。
- 协助医生打开IABP导管,体外测量长度,同时冲洗中央腔,排净气体后备用。
- 协助医生准备压力换能套装,排空压力延长管内的空气,压力保持在300 mmHg。
- 当医生成功放置好气囊后,协助医生将气囊延长管连接于反搏泵上,正确连接压力换能套装并进行校零(右心房水平位置)。
- 协助医生将气泵预充氦气,再次检查各导管连接紧密性,然后按开始键,根据动脉压力波形调整充放气时相。
- 术中密切观察患者的心率、心律、血压、呼吸等变化,如有异常及时向医生汇报。
- 协助医生缝合并固定鞘管及球囊反搏导管,在X线透视下确定气囊位置是否合适,保证IABP仪器工作正常,确定足背动脉搏动并做标记。
- 与医生再次核对IABP仪器各参数设置:触发选择、反搏频率、充气阀门、充气时相、排气时相。
- 严密观察有无并发症的出现,正确识别IABP仪器的各种报警,熟练掌握仪器故障的排除方法。
- 整理床单位,交代注意事项,取合适体位。

整理
- 用物按医院感染管理要求处理。
- 护士个人洗手。
- 记录。

二、主动脉球囊反搏操作考核细则及评分标准

项目	分值	评分细则	扣分标准	扣分	得分
评估 (5分)	5	评估患者的病情、身高、意识状态、生命体征、既往史、过敏史；评估患者相关化验及各项检查结果，如肌酐水平及凝血时间等；评估穿刺部位皮肤及双侧足背动脉搏动情况；询问患者有无禁忌证。环境宽敞、明亮、温湿度适宜	一项不符合扣0.5分		
操作前准备 (10分)	2	护士准备：着装整洁，洗手，戴口罩	一项不符合扣0.5分		
	6	用物准备：急救用物——急救药品、气管插管、吸氧及吸痰装置、除颤仪等；常规用物——穿刺针、导丝、扩张器、压力换能器套装、压力延长管、注射器(20 mL、10 mL、5 mL、2 mL若干)、肝素钠、利多卡因、0.5%安多福、无菌手套、胶布、IBAP仪器、IBAP导管(根据患者身高选择不同型号的IABP导管)、加压袋、500 mL生理盐水、弯盘、约束带、三通	一项不符合扣0.5分		
	2	患者准备：患者处于安静状态，配合操作	一项不符合扣1分		
操作过程 (60分)	5	洗手，核对患者信息，解释操作目的，取得配合	一项不符合扣1分		
	3	协助患者取平卧位，双下肢分开并外展	一项不符合扣1分		
	2	将病床的高度调整到适合医生操作的位置，以方便操作，并做好X线透视准备	不符合扣2分		
	2	协助医生穿无菌手术衣，消毒皮肤	不符合扣2分		
	5	严格执行无菌技术操作规程，协助医生铺无菌台，打开无菌敷料包和器械包，并将注射器、无菌手套、输液器、相关导管耗材逐一递上手术台	一项不符合扣2分		
	2	建立静脉通道，必要时遵医嘱用药：肝素钠(100 U/kg)	一项不符合扣1分		
	6	检查和启动反搏泵准备程序：首先检查氦气的储量，打开阀门，启动电源进入待机状态，协助医生连接心电图，保证良好的心电信号	一项不符合扣2分		

项目	分值	评分细则	扣分标准	扣分	得分
	1	协助医生局部麻醉,穿刺股动脉将钢丝送达腹主动脉,后沿钢丝将动脉鞘管及后置扩张器送于股动脉内	一项不符合扣1分		
	2	协助医生打开IABP导管,体外测量长度,同时冲洗中央腔,排净气体后备用	一项不符合扣1分		
	6	协助医生准备压力换能套装,排空压力延长管内的空气,压力保持在300 mmHg	一项不符合扣2分		
	6	当医生成功放置好气囊后,协助医生将气囊延长管连接于反搏泵上,正确连接压力换能套装并进行校零(右心房水平位置)	一项不符合扣2分		
	6	协助医生将气泵预充氦气,再次检查各导管连接紧密性,然后按开始键,根据动脉压力波形调整充放气时相	一项不符合扣2分		
	2	术中密切观察患者的心率、心律、血压、呼吸等变化,如有异常及时向医生汇报	一项不符合扣2分		
	8	协助医生缝合并固定鞘管及球囊反搏导管,在X线透视下确定气囊位置是否合适,保证IABP工作正常,确定足背动脉搏动并做标记	一项不符合扣2分		
	4	与医生再次核对IABP仪器各参数设置:触发选择、反搏频率、充气阀门、充气时相、排气时相。严密观察有无并发症的出现,正确识别IABP仪器的各种报警,熟练掌握仪器故障的排除方法	一项不符合扣1分		
操作后处理(10分)	6	整理床单位,交代注意事项,取合适体位	一项不符合扣2分		
	4	整理用物,洗手,记录	一项不符合扣2分		
结果标准(15分)	5	关爱患者,体现以患者为中心的服务理念	一项不符合扣2分		
	5	操作熟练、规范,遵守无菌原则	一项不符合扣2分		
	5	准确、有效沟通	一项不符合扣2分		

第二十一节 颅内压监测操作流程/考核细则及评分标准

一、颅内压监测操作流程

评估
- 患者评估:评估患者病情、意识、瞳孔、生命体征、肢体活动及合作程度。
- 环境评估:安静、安全,光线适宜。

准备
- 护士准备:着装整洁,洗手,戴口罩。
- 用物准备:颅内压监测仪及配套用物、酒精、棉签、弯盘。
- 患者准备:清洁头颅部放置传感器的位置,引流管妥善固定,保持安静状态。

操作过程
- 携用物至床旁,核对患者信息,向患者及家属解释操作、目的。
- 协助患者取合适体位。
- 清洁传感器周围皮肤。
- 连接缆线并确保所有缆线都被连接。
- 接通电源,先连接探头并开机。
- 将探头连接事先植入好的传感器,保持监护系统及引流装置的全封闭,避免漏液,操作时,严格执行无菌操作。
- 将仪器调零。
- 启动有创颅内压监测仪,读取数值,记录。
- 调节报警限值。
- 整理床单位,对于清醒患者告知结果,交代注意事项。

整理
- 用物按医院感染管理要求处理。
- 护士个人洗手。
- 记录。

二、颅内压监测操作考核细则及评分标准

项目	分值	评分细则	扣分标准	扣分	得分
评估（5分）	5	评估患者病情、意识、瞳孔、生命体征、肢体活动及合作程度；环境安静、安全，光线适宜	一项不符合扣1分		
操作前准备（10分）	2	护士准备：着装整洁，洗手，戴口罩	一项不符合扣1分		
	5	用物准备：颅内压监测仪及配套用物、酒精、棉签、弯盘	一项不符合扣1分		
	3	患者准备：清洁头颅部放置传感器的位置，引流管妥善固定，保持安静状态	一项不符合扣1分		
操作过程（60分）	5	携用物至床旁，核对患者信息，向患者及家属解释操作目的	一项不符合2分		
	4	协助患者取合适体位	不符合扣4分		
	5	清洁传感器周围皮肤	不符合扣5分		
	10	连接缆线并确保所有缆线都被连接	一项不符合扣2分		
	5	接通电源，先连接探头并开机	一项不符合扣2分		
	8	将探头连接事先植入好的传感器，保持监护系统及引流装置的全封闭，避免漏液，操作时，严格执行无菌操作	一项不符合扣2分		
	5	将仪器调零	一项不符合扣2分		
	8	启动有创颅内压监测仪，读取数值，记录	一项不符合扣3分		
	5	调节报警限值	不符合扣5分		
	5	整理床单位，对于清醒患者告知结果，交代注意事项	一项不符合扣2分		
操作后处理（10分）	6	整理用物，污物处理符合医院感染管理要求	一项不符合扣3分		
	4	洗手，记录	一项不符合扣2分		
结果标准（15分）	5	管路连接正确，数值准确	一项不符合扣2分		
	5	操作程序流畅，动作轻柔，有爱伤观念	一项不符合扣2分		
	5	床单元整洁、舒适	一项不符合扣2分		

第二十二节　降温毯操作流程/考核细则及评分标准

一、降温毯操作流程

评估
- 患者评估:评估患者病情、年龄、意识、体温、局部皮肤组织情况、活动能力及配合程度、治疗情况,询问患者有无用冷禁忌证。
- 环境评估:安静、安全,光线适宜。

准备
- 护士准备:着装整洁,洗手,戴口罩。
- 用物准备:降温机、降温毯、保护套、体温传感器及纸巾、中单、灭菌注射用水。
- 患者准备:了解操作目的,配合操作。

操作过程
- 贮槽内加满灭菌注射用水。
- 接通电源、降温毯(加护套后与机器连接)及传感器。
- 开机,设定预置温度。
- 检查有无漏水。
- 携用物到床旁,核对患者信息,解释操作目的,取得配合。
- 检查降温毯工作状态后,将降温毯面上覆盖一中单,并置入患者躯干下。
- 正确连接降温毯管路。
- 将传感器置于患者腋下或直肠内。
- 观察降温仪工作状态及患者皮肤情况、生命体征。
- 观察并记录患者体温变化,30~60 min测体温一次,水位报警时及时处理。
- 停止使用降温毯时,先关闭主屏开关后断电源,然后取下传感器。
- 撤下降温毯,整理床单位,协助患者取舒适体位。

整理
- 用物按医院感染管理要求处理。
- 护士个人洗手。
- 记录。

二、降温毯操作考核细则及评分标准

项目	分值	评分细则	扣分标准	扣分	得分
评估（5分）	5	评估患者病情、年龄、意识、体温、局部皮肤组织情况、活动能力及配合程度、治疗情况，询问患者有无用冷禁忌证；环境安静、安全，光线适宜	一项不符合扣1分		
操作前准备（10分）	2	护士准备：着装整洁，洗手，戴口罩	一项不符合扣1分		
	5	用物准备：降温仪、降温毯、保护套、体温传感器及纸巾、中单、灭菌注射用水	一项不符合扣1分		
	3	患者准备：了解操作目的，配合操作	一项不符合扣1分		
操作过程（60分）	2	贮槽内加满灭菌注射用水	不符合扣2分		
	3	接通电源、降温毯（加护套后与机器连接）及传感器	不符合扣3分		
	2	打开降温毯开关，选择并调节降温毯预置温度	一项不符合扣1分		
	2	检查有无漏水	一项不符合扣1分		
	5	携用物至床旁，核对患者信息，解释操作目的，取得配合	一项不符合扣1分		
	8	检查降温毯工作状态后，将降温毯面上覆盖一中单，并置入患者躯干下	一项不符合扣1分		
	8	正确连接降温毯管路	一项不符合扣1分		
	8	将传感器置于患者腋下或直肠内	一项不符合扣1分		
	4	观察降温仪工作状态及患者皮肤情况、生命体征	一项不符合扣1分		
	8	观察记录体温变化，30～60 min测体温一次，水位报警时及时处理	一项不符合扣1分		
	5	停止使用降温毯时，先关闭主屏开关后断电源，然后取下传感器	一项不符合扣2分		
	5	撤下降温毯，整理床单位，协助患者取舒适体位	一项不符合扣2分		
操作后处理（10分）	6	整理用物，污物处理符合医院感染管理要求	一项不符合扣3分		
	4	洗手，记录	一项不符合扣2分		
结果标准（15分）	5	仪器运行正常，达到降温效果，无并发症发生	一项不符合扣2分		
	5	操作程序流畅，动作轻柔，有爱伤观念	一项不符合扣2分		
	5	床单元整洁、舒适	一项不符合扣2分		

第二十三节　肠内营养泵操作流程/考核细则及评分标准

一、肠内营养泵操作流程

评估
- 患者评估:核对患者信息,评估患者病情、年龄、意识状态、合作程度、鼻肠管是否通畅。
- 环境评估:安静、安全,光线适宜。

准备
- 护士准备:着装整洁,洗手,戴口罩。
- 用物准备:肠内营养液、肠内营养泵、一次性肠内营养输液器、肠内营养泵标识、注射器、温开水、听诊器、治疗巾、手电筒、弯盘、纱布、胶布、皮筋、别针、加温夹。
- 患者准备:了解操作目的,配合操作。

操作过程
- 携用物至床旁,核对患者信息,解释操作目的,取舒适体位。
- 若无禁忌,抬高床头30°～45°,铺治疗巾于颌下及枕边,置弯盘于颌下。
- 嘱患者张口,检查鼻肠管是否盘曲在口中,测量体外鼻肠管长度,判断是否外脱。
- 营养液充分摇匀,套上网套,去除瓶盖,更换泵管瓶盖,插入肠内营养输注器。
- 悬挂、滴管液面不超过容器容量三分之一,夹紧输液调节器,将肠内营养输液器正确置于营养泵槽中,连接电源开启营养泵,长按 Fill Set 键排气。
- 去除肠内营养输注器末端保护帽,将泵管与鼻饲管连接牢固。将加温夹连接在近端泵管上。遵医嘱调节滴速(从低浓度、低速度开始滴注营养液,再根据患者胃肠道适应程度逐步递增),按 Start 键。
- 悬挂"肠内营养"标识,再次核对相关信息。
- 连接处用纱布包好,妥善固定。观察输注速度及患者反应,正确处理报警。
- 输注完毕后,按Stop键,关闭肠内营养泵,切断电源,再次注入少量温开水冲洗鼻肠管,包好胃管末端并固定。
- 协助患者取舒适体位,整理床单位,向患者交代注意事项。

整理
- 用物按医院感染管理要求处理。
- 护士个人洗手。
- 记录。

二、肠内营养泵操作考核细则及评分标准

项目	分值	评分细则	扣分标准	扣分	得分
评估（5分）	5	核对患者信息，评估患者病情、年龄、意识状态、合作程度、鼻肠管是否通畅；环境安静、安全、光线适宜	一项不符合扣1分		
操作前准备（10分）	2	护士准备：着装整洁，洗手，戴口罩	一项不符合扣1分		
	5	用物准备：肠内营养液、肠内营养泵、一次性肠内营养输液器、肠内营养泵标识、注射器、温开水、听诊器、治疗巾、手电筒、弯盘、纱布、胶布、皮筋、别针、加温夹	一项不符合扣1分		
	3	患者准备：了解操作目的，配合操作	一项不符合扣1分		
操作过程（60分）	3	携用物至床旁，核对患者信息，解释操作目的，取舒适体位	一项不符合扣1分		
	3	若无禁忌，抬高床头30°~45°，铺治疗巾于颌下及枕边，置弯盘于颌下	一项不符合扣1分		
	4	嘱患者张口，检查鼻肠管是否盘曲在口中，测量体外鼻肠管长度，判断是否外脱	一项不符合扣1分		
	6	营养液充分摇匀，套上网套，去除瓶盖，更换泵管瓶盖，插入肠内营养输注器	一项不符合扣1分		
	8	悬挂、滴管液面不超过容器容量三分之一，夹紧输液调节器，将肠内营养输液器正确置于营养泵槽中，连接电源开启营养泵，长按Fill Set键排气	一项不符合扣1分		
	10	去除肠内营养输注器末端保护帽，将泵管与鼻饲管连接牢固。将加温夹连接在近端泵管上。遵医嘱调节滴速（从低浓度、低速度开始滴注营养液，再根据患者胃肠道适应程度逐步递增），按Start键	一项不符合扣2分		
	3	悬挂"肠内营养"标识，再次核对相关信息	不符合扣3分		
	5	连接处用纱布包好，妥善固定	一项不符合扣2分		
	6	观察输注速度及患者反应，正确处理报警	一项不符合扣2分		
	6	输注完毕后，按Stop键，关闭肠内营养泵，切断电源，再次注入少量温开水冲洗鼻肠管，包好胃管末端并固定	一项不符合扣2分		
	6	协助患者取舒适体位，整理床单位，向患者交代注意事项	一项不符合扣2分		
操作后处理（10分）	6	整理用物，污物处置符合医院感染管理要求	一项不符合扣3分		
	4	洗手，记录	一项不符合扣2分		
结果标准（15分）	5	仪器运行正常，参数设置合理	一项不符合扣2分		
	5	操作程序流畅，动作轻柔，有爱伤观念	一项不符合扣2分		
	5	床单元整洁、舒适	一项不符合扣2分		

第二十四节 膀胱压力监测操作流程/考核细则及评分标准

一、膀胱压力监测操作流程

评估
- 患者评估:核对患者信息,评估患者病情、意识、合作程度、膀胱排空情况,评估导尿管位置及是否通畅。
- 环境评估:安静、安全,光线适宜,以屏风或窗帘遮挡,冬天注意保暖。

准备
- 护士准备:着装整洁,洗手,戴口罩。
- 用物准备:监护仪、压力监测模块、压力导线、一次性压力传感器、无菌生理盐水100 mL、输液器、延长管、三通、12号注射针头、20 mL注射器、洞巾、手套、碘伏、棉签、胶布、弯盘。
- 患者准备:患者取平卧位,注意保护隐私。

操作过程
- 携用物至床旁,核对患者信息,解释操作目的,取得配合。
- 将压力监测模块置入监护仪,连接压力导线,打开连接一次性压力传感器,设置压力监测通道。
- 生理盐水接输液器、三通、延长管、针头并排气;将三通与一次性压力传感器连接,暂关闭备用。
- 患者取平仰卧位,排空膀胱,夹闭尿管;铺洞巾,消毒尿管端口,将针头刺入尿管接引流袋处,并固定;打开输液器开关,缓慢注入25 mL生理盐水后关闭。
- 归零:先将三通通向患者端关闭,使传感器与大气相通,以患者腋中线与髂嵴交点为零点,按归零键归零。
- 调节三通,使传感器与大气隔绝,与尿管相通;观察监护仪上显示值;读取UBP数值。
- 监测结束,拔出针头,打开尿管。
- 协助患者取舒适体位,整理床单位。

整理
- 用物按医院感染管理要求处理。
- 护士个人洗手。
- 记录。

二、膀胱压监测操作考核细则及评分标准

项目	分值	评分细则	扣分标准	扣分	得分
评估（5分）	5	核对患者信息，评估患者病情、意识、合作程度、膀胱排空情况，评估导尿管位置及是否通畅；环境安静、安全，光线适宜，以屏风或窗帘遮挡，冬天注意保暖	一项不符合扣1分		
操作前准备（10分）	2	护士准备：着装整洁，洗手，戴口罩	一项不符合扣1分		
	6	用物准备：监护仪、压力监测模块、压力导线、一次性压力传感器、无菌生理盐水100 mL、输液器、延长管、三通、12号注射针头、20 mL注射器、洞巾、手套、碘伏、棉签、胶布、弯盘	一项不符合扣0.5分		
	2	患者准备：患者取平卧位，注意保护隐私	一项不符合扣1分		
操作过程（60分）	5	携用物至床旁，核对患者信息，解释操作目的，取得配合	一项不符合扣1分		
	6	将压力监测模块置入监护仪，连接压力导线，打开连接一次性压力传感器，设置压力监测通道	一项不符合扣3分		
	10	生理盐水接输液器、三通、延长管、针头并排气；将三通与一次性压力传感器连接，暂关闭备用	一项不符合扣2分		
	15	患者取平仰卧位，排空膀胱，夹闭尿管；铺洞巾，消毒尿管端口，将针头刺入尿管接引流袋处，并固定；打开输液器开关，缓慢注入25 mL生理盐水后关闭	一项不符合扣3分		
	10	归零：先将三通通向患者端关闭，使传感器与大气相通，以患者腋中线与髂嵴交点为零点，按归零键归零	一项不符合扣3分		
	8	调节三通，使传感器与大气隔绝，与尿管相通；观察监护仪上显示值；读取UBP数值	一项不符合扣2分		
	4	监测结束，拔出针头，打开尿管	一项不符合扣2分		
	2	协助患者取舒适体位，整理床单位	一项不符合扣1分		
操作后处理（10分）	6	整理用物，污物处置符合医院感染管理要求	一项不符合扣2分		
	4	洗手，记录	一项不符合扣2分		
结果标准（15分）	5	严格执行无菌操作，UBP数值记录准确	一项不符合扣2分		
	5	操作程序流畅，动作轻柔，有爱伤观念，有效沟通	一项不符合扣2分		
	5	床单元整洁、舒适	一项不符合扣2分		

第二十五节 PICC维护操作流程/考核细则及评分标准

一、PICC维护操作流程

评估
- 患者评估:核对患者信息,评估患者病情,检查导管外露情况、穿刺点局部情况,检查贴膜有无潮湿、脱落、污染,并查阅上次维护记录。
- 环境评估:安静、安全,光线适宜,注意保护患者隐私。

准备
- 护士准备:着装整洁,洗手,戴口罩。
- 用物准备:PICC换药包(从上至下摆放:垫巾、纸尺、手套、酒精棉片、纱布、酒精棒、碘伏棒、敷贴胶布、10 cm×12 cm透明贴膜);10 mL生理盐水及10 mL注射器,或预冲式导管冲洗器,稀释肝素液(10 U/mL,视情况准备);0.5%碘伏、75%酒精、无菌棉签;输液接头;思乐扣;油性记号笔;快速手消毒剂。
- 患者准备:了解操作目的,配合操作。

操作过程
- 携用物至床旁,核对患者信息,解释操作目的,取得配合。
- 检查局部:协助患者取舒适体位,暴露穿刺部位;检查穿刺点有无红肿、渗血、渗液、触痛。
- 测量臂围:打开换药包,在穿刺肢体下铺垫巾;用纸尺测量肘横纹上10 cm处臂围,记录并核对PICC护理手册。
- 更换输液接头:揭开固定输液接头的胶布,去除胶痕,用酒精棉签清洁输液接头下皮肤;消毒手,打开预冲注射器,释放压力,或抽取生理盐水预冲输液接头。
- 卸下旧输液接头,手消毒并戴手套,以酒精棉片包裹消毒导管接头,用力擦拭输液头的横截面及外围5~15 s,或参照产品说明书擦拭消毒,自然待干后方可连接新的输液接头。
- 评估、冲洗导管:抽回血,判断导管的通畅性;用预冲注射器(或抽好10 mL生理盐水的注射器)以脉冲方式冲洗导管;实行正压封管;脱手套。
- 撕除透明敷料、拆除思乐扣:0度角自下而上拉平去除原有透明敷料;用酒精棉签充分浸润、溶解固定思乐扣装置下方的黏合剂;手消毒,将思乐扣投入换药包内,再戴手套,用2D方法拆除旧思乐扣(轻轻打开锁扣,小心地从锁扣上移开导管,将思乐扣固定装置从皮肤上移开)。
- 消毒皮肤及导管:消毒液宜选>0.5%葡萄糖酸氯己定溶液(2个月以下婴儿慎用),以穿刺点为中心擦拭消毒皮肤至少2遍,或参照产品说明书擦拭消毒,自然待干,消毒范围应大于敷料面积,直径≥20 cm。若选用酒精及碘伏消毒:左手持纱布覆盖在输液接头处轻轻向上提起导管,右手持酒精棉棒一根,避开穿刺点直径1 cm处,顺时针去脂、消毒,范围:以穿刺点为中心直径20 cm,再用同样的方法消毒皮肤;酒精完全待干后,取碘伏棉签一根,放平导管以穿刺点为中心顺时针消毒皮肤及导管,取第二、第三根碘伏棉棒以同样的方法逆、顺时针消毒皮肤及导管,范围:以穿刺点为中心直径20 cm,待干。
- 思乐扣固定导管:导管出皮肤处逆血管方向摆放呈"L"或"U"形;在摆放思乐扣处涂抹皮肤保护剂,待干15 s;按思乐扣上箭头所示方向(指向穿刺点)摆放思乐扣;将导管安装在思乐扣的立柱上,锁定纽扣,依次撕除思乐扣的背胶纸,将思乐扣贴在皮肤上。
- 粘贴透明敷料:10 cm×12 cm透明贴膜无张力粘贴(应完全覆盖思乐扣);胶带蝶形交叉固定透明敷料下缘,再以胶带横向固定蝶形交叉,胶带横向固定延长管;在记录胶带上标注操作者姓名及日期、贴于透明敷料下(或上)缘。
- 撤除无菌巾,再次核对相关信息,交代注意事项,整理床单元。
- 整理用物,脱手套。

整理
- 用物按医院感染管理要求处理。
- 护士个人洗手。
- 记录。

二、PICC 维护操作考核细则及评分标准

项目	分值	评分细则	扣分标准	扣分	得分
评估 （5分）	5	核对患者信息，评估患者病情，检查导管外露情况、穿刺点局部情况，检查贴膜有无潮湿、脱落、污染，查阅上次维护记录；环境安静、安全，光线适宜，注意保护患者隐私	一项不符合扣2分		
操作前准备 （10分）	2	护士准备：着装整洁，洗手，戴口罩	一项不符合扣1分		
	6	用物准备：PICC换药包（从上至下摆放：垫巾、纸尺、手套、酒精棉片、纱布、手套、酒精棒、碘伏棒、敷贴胶布、10 cm×12 cm透明贴膜）；10 mL生理盐水及10 mL注射器，或预冲式导管冲洗器，稀释肝素液（10 U/mL，视情况准备）；0.5%碘伏、75%酒精、无菌棉签；输液接头；思乐扣；油性记号笔；快速手消毒剂	一项不符合扣0.5分		
	2	患者准备：了解操作目的，配合操作	一项不符合扣1分		
操作过程 （60分）	2	携用物至床旁，核对患者信息，解释操作目的，取得合作	一项不符合扣1分		
	4	检查局部：协助患者取舒适体位，暴露穿刺部位；检查穿刺点有无红肿、渗血、渗液、触痛	一项不符合扣2分		
	4	测量臂围：打开换药包，在穿刺肢体下铺垫巾；用纸尺测量肘横纹上10 cm处臂围，记录并核对PICC护理手册	一项不符合扣2分		
	8	更换输液接头：揭开固定输液接头的胶布，去除胶痕，用酒精棉签清洁输液接头下皮肤；消毒手，打开预冲注射器，释放压力，或抽取生理盐水预冲输液接头卸下旧输液接头，手消毒并戴手套，以酒精棉片包裹消毒导管接头，用力擦拭输液接头的横截面及外围5~15 s，自然待干后连接新的输液接头	一项不符合扣2分		
	6	评估、冲洗导管：抽回血，判断导管的通畅性；用预冲注射器（或抽好10 mL生理盐水的注射器）以脉冲方式冲洗导管；实行正压封管；脱手套	一项不符合扣2分		
	8	撕除透明敷料、拆除思乐扣：0度角自下而上拉平去除原有透明敷料；用酒精棉签充分浸润、溶解固定思乐扣装置下方的黏合剂；手消毒，将思乐扣投入换药包内，再戴手套，用2D方法拆除旧思乐扣（轻轻打开锁扣，小心地从锁扣上移开导管，将思乐扣固定装置从皮肤上移开）	一项不符合扣2分		

项目	分值	评分细则	扣分标准	扣分	得分
	8	消毒皮肤及导管：消毒液宜选≥0.5%葡萄糖酸氯己定溶液(2个月以下婴儿慎用)，以穿刺点为中心擦拭消毒皮肤至少2遍，或参照产品说明书擦拭消毒，自然待干，消毒范围应大于敷料面积，直径≥20 cm。若选用酒精及碘伏消毒，左手持纱布覆盖在输液接头处轻轻向上提起导管，右手持酒精棉棒一根，避开穿刺点直径1 cm处，顺时针去脂、消毒，范围：以穿刺点为中心直径20 cm，再用同样的方法，消毒皮肤，酒精完全待干后，取碘伏棉签一根，放平导管以穿刺点为中心顺时针消毒皮肤及导管，取第二、第三根碘伏棉棒同样的方法逆、顺时针消毒皮肤及导管，范围：以穿刺点为中心直径20 cm，待干	一项不符合扣2分		
	8	思乐扣固定导管：导管出皮肤处逆血管方向摆放呈"L"或"U"形；在摆放思乐扣处涂抹皮肤保护剂，待干15 s；按思乐扣上箭头所示方向(指向穿刺点)摆放思乐扣；将导管安装在思乐扣的立柱上，锁定纽扣，依次撕除思乐扣的背胶纸，将思乐扣贴在皮肤上	一项不符合扣2分		
	8	粘贴透明敷料：10 cm×12 cm透明贴膜无张力粘贴(应完全覆盖思乐扣)；胶带蝶形交叉固定透明敷料下缘，再以胶带横向固定蝶形交叉，胶带横向固定延长管；在记录胶带上标注操作者姓名及日期、贴于透明敷料下(或上)缘	一项不符合扣2分		
	2	撤除无菌巾，再次核对相关信息，交代注意事项，整理床单元	一项不符合扣1分		
	2	整理用物，脱手套	一项不符合扣1分		
操作后处理(10分)	6	整理床单位，向患者交代注意事项	一项不符合扣2分		
	4	洗手，做好记录	一项不符合扣2分		
结果标准(15分)	5	严格执行无菌操作，导管固定有效且美观，不影响活动	一项不符合扣2分		
	5	操作程序流畅，动作轻稳，关爱患者	一项不符合扣2分		
	5	床单元整洁、舒适	一项不符合扣2分		

第二十六节 中心静脉置管维护操作流程/考核细则及评分标准

一、中心静脉置管维护操作流程

评估
- 患者评估:核对患者信息,评估管路固定情况及是否通畅,评估穿刺点局部及敷料情况,查看贴膜更换时间及置管时间。
- 环境评估:安静、安全,光线适宜。

准备
- 护士准备:着装整洁,洗手,戴口罩。
- 用物准备:换药包、治疗巾、透明敷贴、无菌手套、酒精、安多福、生理盐水、肝素盐水、20 mL注射器、正压接头。
- 患者准备:了解操作目的,配合操作。

操作过程
- 携用物至床旁,核对患者信息,解释操作目的,取得配合。
- 协助患者取舒适卧位,暴露穿刺部位,垫治疗巾,将敷料水平方向松解,脱离皮肤后自下而上去除敷料,观察导管周围皮肤有无渗血、渗液、发红、分泌物等,有无导管滑脱、移位。
- 快速手消毒液消毒手15 s,按无菌原则打开换药包,将注射器、正压接头、透明敷贴以无菌技术放至换药包内,倾倒酒精,戴无菌手套。
- 以穿刺点为中心,用75%酒精棉球环形消毒穿刺点1 cm以外皮肤,范围10 cm×10 cm,连续3次,方向为:顺时针—逆时针—顺时针,待干;碘伏棉球按压穿刺点3 s后再以穿刺点为中心环形消毒皮肤3次(方法同上),将体外导管妥善放置。
- 以穿刺点为中心贴上敷贴,妥善固定,在透明敷贴上注明换药日期、时间、导管深度及换药者姓名。
- 先关闭导管夹,用无菌纱布衬垫取下原有正压接头,用酒精棉片包裹消毒导管接头,用力擦拭输液头的横截面及外围5～15 s,或参照产品说明书擦拭消毒,自然待干后,更换正压接头。
- 操作完毕,整理床单元,协助患者取舒适卧位,交代注意事项。

整理
- 用物按医院感染管理要求处理。
- 护士个人洗手。
- 记录。

二、中心静脉置管维护操作考核细则及评分标准

项目	分值	评分细则	扣分标准	扣分	得分
评估(5分)	5	核对患者信息,评估管路固定情况及是否通畅;评估穿刺点局部及敷料情况,查看贴膜更换时间及置管时间;环境安静、安全,光线适宜	一项不符合扣1分		
操作前准备(10分)	2	护士准备:着装整洁,洗手,戴口罩	一项不符合扣1分		
	3	患者准备:了解操作目的,配合操作	一项不符合扣2分		
	5	用物准备:换药包、治疗巾、透明敷贴、无菌手套、酒精、安多福、生理盐水、肝素盐水、20 mL注射器、正压接头	一项不符合扣0.5分		
操作过程(60分)	6	携用物至床旁,核对患者信息,解释操作目的,取得配合	一项不符合扣2分		
	10	协助患者取舒适卧位,暴露穿刺部位,垫治疗巾,将敷料水平方向松解,脱离皮肤后自下而上去除敷料,观察导管周围皮肤有无渗血、渗液、发红、分泌物等,有无导管滑脱、移位	一项不符合扣2分		
	6	快速手消毒液消毒手15 s,按无菌原则打开换药包,将注射器、正压接头、透明敷贴以无菌技术放至换药包内,倾倒酒精,戴无菌手套	一项不符合扣3分		
	10	以穿刺点为中心,用75%酒精棉球环形消毒穿刺点1 cm以外皮肤,范围10 cm×10 cm,连续3次,方向为:顺时针—逆时针—顺时针,待干;碘伏棉球按压穿刺点3 s后再以穿刺点为中心环形消毒皮肤3次(方法同上),将体外导管妥善放置	一项不符合扣2分		
	10	以穿刺点为中心贴上敷贴,妥善固定,在透明敷贴上注明换药日期、时间、导管深度及换药者姓名	一项不符合扣2分		
	10	先关闭导管夹,用无菌纱布衬垫取下原有正压接头,用酒精棉片包裹消毒导管接头,用力擦拭输液头的横截面及外围5~15 s或参照产品说明书擦拭消毒,自然待干后,更换正压接头	一项不符合扣3分		
	8	整理床单元,协助患者取舒适卧位,交代注意事项	一项不符合扣2分		
操作后处理(10分)	6	整理用物,污物处理符合医院感染管理要求	一项不符合扣3分		
	4	洗手,记录	一项不符合扣2分		
结果标准(15分)	6	无菌观念强,操作熟练,步骤正确	一项不符合扣2分		
	5	与患者沟通较好,体现爱伤观念	一项不符合扣2分		
	4	床单元整洁、舒适	一项不符合扣2分		

第二十七节 颈外静脉留置针技术操作流程/考核细则及评分标准

一、颈外静脉留置针技术操作流程

评估
- 患者评估:核对患者信息,评估患者病情、心理状态及配合程度,评估穿刺部位的皮肤、血管状况。
- 环境评估:安静、安全,光线适宜。

准备
- 护士准备:着装整洁,洗手,戴口罩。
- 用物准备:安多福、棉签、留置针、透明敷贴、弯盘、治疗巾、生理盐水、5 mL注射器、胶布、肝素帽、液体及药物、输液器。
- 患者准备:了解操作目的,配合操作。

操作过程
- 核对医嘱、输液卡,检查药品、物品,配置药液,连接输液器,严格执行无菌操作。
- 携用物至床旁,核对患者信息,向患者解释操作目的及注意事项,以取得合作,将输液瓶悬挂至输液架上,排气,检查有无气泡,关闭输液器上的调节器。
- 紧固留置针与注射器接头处,排气。
- 协助患者去枕,头偏向穿刺对侧,选择好穿刺部位,铺治疗巾,放留置针和透明敷贴。
- 以穿刺点为中心,消毒皮肤,范围为8 cm×10 cm,消毒2次,待干,备输液贴,再次查对。
- 再次排气;助手一手自锁骨上窝入胸处按压使血管充盈,另一手拿注射器;术者进行穿刺,见回血将针头再沿静脉进针0.5~1 cm,确定抽出回血,右手固定针芯,左手将外套管完全送至静脉,回抽确定通畅,助手放松按压将血液冲净夹闭,将透明敷贴作无张力固定,并注明穿刺日期、责任人。
- 将输液器与留置针连接,根据患者病情调节滴速,再次核对相关信息。
- 取下治疗巾,放于治疗车下层。
- 协助患者取舒适卧位,整理床单位。
- 输液毕,脉冲式封管。查对,记录结束时间。

整理
- 用物按医院感染管理要求处理。
- 护士个人洗手。
- 记录。

二、颈外静脉留置针技术操作考核细则及评分标准

项目	分值	评分细则	扣分标准	扣分	得分
评估 (5分)	5	核对患者信息,评估患者病情、心理状态及配合程度,评估穿刺部位的皮肤、血管状况;环境安静、安全,光线适宜	一项不符合扣1分		
操作前准备 (10分)	2	护士准备:着装整洁,洗手,戴口罩	一项不符合扣1分		
	5	用物准备:安多福、棉签、留置针、透明敷贴、弯盘、治疗巾、生理盐水、5 mL注射器、胶布、肝素帽、液体及药物、输液器	一项不符合扣1分		
	3	患者准备:了解操作目的,配合操作	一项不符合扣2分		
操作过程 (60分)	10	核对医嘱、输液卡,检查药品、物品,配置药液,连接输液器,严格执行无菌操作	一项不符合扣2分		
	5	携用物至床旁,核对患者信息,向患者解释操作目的及注意事项,以取得合作,将输液瓶悬挂至输液架上,排气,检查有无气泡,关闭输液器上的调节器	一项不符合扣1分		
	7	紧固留置针与注射器接头处,排气	一项不符合扣3分		
	5	协助患者去枕,头偏向穿刺对侧,选择好穿刺部位,铺治疗巾,放留置针和透明敷贴	一项不符合扣1分		
	8	以穿刺点为中心,消毒皮肤,范围为8 cm×10 cm,消毒2次,待干,备输液贴,再次查对	一项不符合扣1分		
	8	再次排气;助手一手自锁骨上窝入胸处按压使血管充盈,另一手拿注射器;术者进行穿刺,见回血将针头再沿静脉进针0.5~1 cm,确定抽出回血,右手固定针芯,左手将外套管完全送至静脉,回抽确定通畅,助手放松按压将血液冲净夹闭,将透明敷贴作无张力固定,并注明穿刺日期、责任人	一项不符合扣1分		
	2	将输液器与留置针连接,根据患者病情调节滴速	一项不符合扣1分		
	3	再次核对相关信息	不符合扣3分		
	3	取下治疗巾,放于治疗车下层	一项不符合扣1分		
	3	协助患者取舒适卧位,整理床单位	一项不符合扣1分		
	6	输液毕,脉冲式封管。查对,记录结束时间	一项不符合扣2分		
操作后处理 (10分)	6	整理用物,污物处理符合医院感染管理要求	一项不符合扣3分		
	4	洗手,记录	一项不符合扣2分		
结果标准 (15分)	5	穿刺成功,严格执行无菌操作	一项不符合扣2分		
	5	操作程序流畅,动作轻柔,有爱伤观念	一项不符合扣2分		
	5	床单元整洁、舒适	一项不符合扣2分		

第二十八节 静脉输液泵操作流程/考核细则及评分标准

一、静脉输液泵操作流程

评估
- 患者评估:核对患者信息,评估患者病情、意识状态、生命体征、心肺功能、自理能力及合作程度、治疗及用药情况,评估穿刺部位的皮肤、血管情况以及是否建立静脉通道,询问患者是否需排尿排便。
- 环境评估:安静、安全,光线适宜。

准备
- 护士准备:着装整洁,洗手,戴口罩。
- 用物准备:输液泵、治疗盘、弯盘、输液器、输注药物、输液卡、输液架、碘伏、棉签、胶布、生理盐水、5 mL注射器。
- 患者准备:了解操作目的,配合操作。

操作过程
- 核对医嘱,执行三查七对及按无菌操作原则配制药液,连接输液器。
- 携用物至床旁,核对患者信息,解释操作目的,取得配合,告知输注药物名称及输液速度,检查输液部位。
- 将输液泵固定在输液架上并接通电源,将输液瓶挂在输液架上,排气,检查有无气泡,关闭输液器上的调节器。
- 打开输液泵开关,将输液管正确安装至输液泵的管道槽中,将红外线感光器连接到输液器上,关闭泵门。
- 再次检查有无气泡及患者信息,将输液器与患者的静脉通路连接,按"开始/停止"键启动输液泵,根据医嘱调节输液速度和预定输液量。
- 再次核对相关信息,观察仪器运行情况,及时处理报警,悬挂并正确填写输液巡视卡。
- 交代注意事项,整理床单元,洗手,记录。
- 定期巡视,观察输注情况。
- 输注结束,按停止键,关闭电源开关,取出输液管,核对相关信息。
- 协助患者取舒适体位。

整理
- 用物按医院感染管理要求处理。
- 护士个人洗手。
- 记录。

二、静脉输液泵操作考核细则及评分标准

项目	分值	评分细则	扣分标准	扣分	得分
评估 (5分)	5	核对患者信息,评估患者病情、意识状态、生命体征、心肺功能、自理能力及合作程度、治疗及用药情况,评估穿刺部位的皮肤、血管情况及是否建立静脉通道,询问患者是否需要排尿排便;环境安静、安全,光线适宜,病室内有电源插座	一项不符合扣1分		
操作前准备 (10分)	2	护士准备:着装整洁,洗手,戴口罩	一项不符合扣1分		
	5	用物准备:输液泵、治疗盘、弯盘、输液器、输注药物、输液卡、输液架、碘伏、棉签、胶布、生理盐水、5 mL注射器	一项不符合扣1分		
	3	患者准备:了解操作目的,配合操作	一项不符合扣1分		
操作过程 (60分)	5	核对医嘱,执行三查七对及按无菌操作原则配制药液,连接输液器	一项不符合扣2分		
	6	携用物至床旁,核对患者信息,解释操作目的,取得配合,告知输注药物名称及输液速度,检查输液部位	一项不符合扣1分		
	5	将输液泵固定在输液架上并接通电源,将输液瓶挂在输液架上,排气,检查有无气泡,关闭输液器上的调节器	一项不符合扣2分		
	8	打开输液泵开关,将输液管正确安装至输液泵的管道槽中,将红外线感光器连接到输液器上,关闭泵门	一项不符合扣2分		
	10	再次检查有无气泡及患者信息,将输液器与患者的静脉通路连接,按"开始/停止"键启动输液泵,根据医嘱调节输液速度和预定输液量	一项不符合扣3分		
	5	再次核对相关信息,观察仪器运行情况,及时处理报警,悬挂并正确填写输液巡视卡	一项不符合扣2分		
	8	交代注意事项,整理床单元,洗手,记录	一项不符合扣2分		
	3	定期巡视,观察输注情况	不符合扣3分		
	8	输注结束,按停止键,关闭电源开关,取出输液管,核对相关信息	一项不符合扣2分		
操作后处理 (10分)	2	协助患者取舒适体位	不符合扣2分		
	6	整理用物,污物处理符合医院感染管理要求	一项不符合扣3分		
	4	洗手,记录	一项不符合扣2分		
结果标准 (10分)	5	输液泵运行正常,根据药液性质调节滴速	一项不符合扣2分		
	5	操作程序流畅,能及时发现和正确处理报警,有爱伤观念	一项不符合扣2分		
	5	床单元整洁、舒适	一项不符合扣2分		

第二十九节 微量注射泵操作流程/考核细则及评分标准

一、微量注射泵操作流程

评估
- 患者评估:核对患者信息,评估患者病情、诊断及治疗情况、心肺功能、自理能力及合作程度,评估穿刺部位的皮肤、血管情况及是否建立静脉通道,询问患者是否需要排尿排便。
- 环境评估:安静、安全,光线适宜,病室内有电源插座。

准备
- 护士准备:着装整洁,洗手,戴口罩。
- 用物准备:微量注射泵、治疗盘、20 mL或50 mL注射器、延长管、消毒治疗巾、碘伏、棉签、弯盘、输注药液(遵医嘱)、输液卡、固定支架,必要时备三通管。
- 患者准备:了解操作目的,配合操作。

操作过程
- 核对医嘱,按无菌技术操作原则配制药液。连接注射器与微泵延长管,排尽空气,将注射器及其连接管放在无菌治疗盘内。
- 携用物至床旁,核对患者信息,解释操作目的,取得配合,告知输注药物名称及输注速度,检查输液部位。
- 微量注射泵稳妥固定。
- 接通电源,打开微量注射泵开关,将注射器安装在微量注射泵上。
- 再次对光检查延长管内有无气泡,管路安装是否合适、有无扭曲、接口是否严密、有无渗液等。
- 按微量注射泵使用说明,正确调试微量注射泵;根据医嘱设置输液速度,再次核对患者信息。
- 将延长管与患者静脉通路相连,按"开始"键启动微量注射泵。
- 再次核对相关信息,观察仪器运行情况及患者生命体征,及时处理报警。
- 协助患者取舒适卧位,交代注意事项及用药目的,正确填写巡视卡。
- 整理床单元,洗手,记录。
- 定期巡视,观察输注情况。
- 输注结束,按停止键,关闭电源开关,取下泵用注射器及延长管,核对相关信息。
- 协助患者取舒适体位。

整理
- 用物按医院感染管理要求处理。
- 护士个人洗手。
- 记录。

二、微量注射泵操作考核细则及评分标准

项目	分值	评分细则	扣分标准	扣分	得分
评估 （5分）	5	核对患者信息,评估患者病情、诊断及治疗情况、心肺功能、自理能力及合作程度,评估穿刺部位的皮肤、血管情况及是否建立静脉通道,询问患者是否需要排尿排便；环境安静、安全,光线适宜,病室内有电源插座	一项不符合扣1分		
操作前准备 （10分）	2	护士准备：着装整洁,洗手,戴口罩	一项不符合扣1分		
	5	用物准备：微量注射泵、治疗盘、20 mL或50 mL注射器、延长管、消毒治疗巾、碘伏、棉签、弯盘、输注药液（遵医嘱）、输液卡、固定支架,必要时备三通管	一项不符合扣1分		
	3	患者准备：了解操作目的,配合操作	一项不符合扣1分		
操作过程 （60分）	5	核对医嘱,按无菌技术操作原则配制药液。连接注射器与微泵延长管,排尽空气,将注射器及其连接管放在无菌治疗盘内	一项不符合扣2分		
	6	携用物至床旁,核对患者信息,解释操作目的,取得配合,告知输注药物名称及输注速度,检查输液部位	一项不符合扣1分		
	2	微量注射泵妥善固定	不符合扣2分		
	5	打开微量注射泵开关,将注射器安装在微量注射泵上	一项不符合扣2分		
	5	再次对光检查延长管内有无气泡,管路安装是否合适、有无扭曲、接口是否严密、有无渗液等	一项不符合扣2分		
	5	按微量注射泵使用说明,正确调试微量注射泵；根据医嘱设置输液速度,再次核对患者信息	一项不符合扣2分		
	7	将延长管与患者静脉通路相连,按"开始"键启动微量注射泵	一项不符合扣3分		
	4	观察仪器运行情况及患者生命体征,及时处理报警	一项不符合扣2分		
	4	协助患者取舒适卧位,交代注意事项,正确填写巡视卡	一项不符合扣2分		
	4	整理床单元,洗手,记录	一项不符合扣2分		
	3	定期巡视,观察输注情况	不符合扣3分		
	8	输注结束,按停止键,关闭电源开关,取下泵用注射器及延长管,核对相关信息	一项不符合扣2分		
	2	协助患者取舒适体位	一项不符合扣1分		
操作后处理 （10分）	6	整理用物,污物处理符合医院感染管理要求	一项不符合扣3分		
	4	洗手,记录	一项不符合扣2分		
结果标准 （15分）	5	微量注射泵运行正常,根据药液性质调节滴速	一项不符合扣2分		
	5	操作程序流畅,能及时发现和正确处理报警,有爱伤观念	一项不符合扣2分		
	5	床单元整洁舒适	一项不符合扣2分		

第三十节　危重患者眼部护理操作流程/考核细则及评分标准

一、危重患者眼部护理操作流程

评估
- 患者评估:核对患者信息;评估患者病情、意识、合作程度;评估患者眼睑闭合能力,有无瞬目反射,睫毛清洁度,结膜是否发红、水肿,有无分泌物,角膜是否干燥、混浊。
- 环境评估:安静、安全,光线适宜,温湿度适宜。

准备
- 护士准备:着装整洁,洗手,戴口罩。
- 用物准备:无菌纱布、无菌生理盐水、无菌手套、弯盘、棉签、5 mL注射器、凡士林纱布(或聚乙烯膜、水胶体敷料)、3M黏性胶带,遵医嘱备金霉素眼膏或眼药水。
- 患者准备:病情允许者抬高床头30°,头部垫软枕抬高。

操作过程
- 携用物至床旁,核对患者信息,解释操作目的,取得配合。
- 清洁眼部:患者侧卧,弯盘置眼睛外眦角处,用棉签撑开上眼睑,用注射器抽吸无菌生理盐水,去除针头,冲洗上眼睑,同法冲洗下眼睑。同法冲洗对侧眼睛。冲洗完毕使用无菌纱布擦拭。
- 预防角膜干燥:方法一——遵医嘱外涂眼膏,洗手后用无菌棉签撑开患者下眼睑,挤出眼膏第一截弃去,再将眼膏挤入下穹隆,管口不能触及眼睑及睫毛,按摩眼睑使眼膏均匀分布于结膜囊内。方法二——使用滴眼液时,洗手后用消毒棉签撑开下眼睑滴药,滴眼液时避免按压眼球,不能触及眼睑及睫毛,滴眼液管口距眼2 cm,弃去第一滴眼液,滴眼后压迫泪囊区2 min,两种眼药不能混用,间隔时间大于10 min。
- 持眼睑闭合:若存在角膜暴露或眼睑无法自主闭合者,覆盖凡士林纱布保持眼部湿润,或使用3M胶贴横向粘贴在上眼睑帮助患者被动闭合眼睑,予眼罩贴敷;或将聚乙烯薄膜从眉到颧骨覆盖眼部,保证四周密闭。
- 协助患者取舒适体位,整理床单位。

整理
- 用物按医院感染管理要求处理。
- 护士个人洗手。
- 记录。

二、危重患者眼部护理操作考核细则及评分标准

项目	分值	评分细则	扣分标准	扣分	得分
评估 (5分)	5	核对患者信息;评估患者病情、意识、合作程度;评估眼睑闭合能力,有无瞬目反射,睫毛清洁度,结膜是否发红、水肿,有无分泌物,角膜是否干燥、混浊。环境安静、安全,温湿度适宜	一项不符合扣1分		
操作前准备 (10分)	2	护士准备:着装整洁,洗手,戴口罩	一项不符合扣1分		
	6	用物准备:无菌纱布、无菌生理盐水、无菌手套、弯盘、棉签、5 mL注射器、凡士林纱布(或聚乙烯膜、水胶体敷料)、3M黏性胶带,遵医嘱备金霉素眼膏或眼药水	一项不符合扣1分		
	2	患者准备:病情允许者抬高床头30°,头部垫软枕抬高,避免头部持续偏向一侧	一项不符合扣1分		
操作过程 (60分)	6	携用物至床旁,核对患者信息,解释操作目的,取得配合	一项不符合扣2分		
	15	清洁眼部:将患者侧卧,弯盘置眼睛外眦角处,用棉签撑开上眼睑,用注射器抽吸无菌生理盐水,去除针头,冲洗上眼睑,同法冲洗下眼睑。同法冲洗对侧眼睛。冲洗完毕使用无菌纱布擦拭	一项不符合扣3分		
	20	预防角膜干燥:方法一——遵医嘱外涂眼膏,洗手后用无菌棉签撑开患者下眼睑,挤出眼膏第一截弃去,再将眼膏挤入下穹隆,管口不能触及眼睑及睫毛,按摩眼睑使眼膏均匀分布于结膜囊内。方法二——使用滴眼液时,洗手后用消毒棉签撑开下眼睑滴药,滴眼液时避免按压眼球,不能触及眼睑及睫毛,滴眼液管口距眼2 cm,弃去第一滴眼液,滴眼后压迫泪囊区2 min,两种眼药不能混用,间隔时间大于10 min	一项不符合扣3分		
	15	保持眼睑闭合:若存在角膜暴露或眼睑无法自主闭合者,覆盖凡士林纱布保持眼部湿润,或使用3M胶贴横向粘贴在上眼睑帮助患者被动闭合眼睑,予眼罩贴敷;或将聚乙烯薄膜从眉到颧骨覆盖眼部,保证四周密闭	一项不符合扣3分		
	4	协助患者取舒适体位,整理床单位	一项不符合扣2分		
操作后处理 (10分)	6	整理用物,污物处置符合医院感染管理要求	一项不符合扣2分		
	4	洗手,记录	一项不符合扣2分		
结果标准 (15分)	5	注意执行无菌技术	一项不符合扣2分		
	5	操作程序流畅,动作轻柔,有爱伤观念,对于清醒患者进行有效沟通	一项不符合扣2分		
	5	床单元整洁、舒适	一项不符合扣2分		

第三十一节 气管插管口腔护理操作流程/考核细则及评分标准

一、气管插管口腔护理操作流程

评估
- 患者评估:核对患者信息,评估患者病情、意识、生命体征、合作程度,评估口腔pH、口腔黏膜有无破损、有无义齿、气管插管深度和固定情况、气囊压力。
- 环境评估:安静、安全,光线适宜。

准备
- 护士准备:着装整齐,洗手,戴口罩。
- 用物准备:一次性口腔护理包、寸带、胶布、口腔护理液(根据病情选择)、吸痰管、气囊压力表、听诊器、床边负压吸引装置、20 mL注射器、手电筒、压舌板、牙垫。
- 患者准备:了解操作目的,配合操作。

操作过程
- 携用物至床旁,核对患者信息,解释操作目的,取得配合。
- 检查气囊、气管插管固定情况及床边负压吸引装置,评估患者痰液情况,按需吸痰,避免冲洗液进入下呼吸道。
- 协助患者取合适体位,头偏向一侧,一手持手电筒,一手持压舌板轻轻撑开颊部,观察口腔有无异常。
- 护士A去除原寸带、胶布、牙垫,确定插管在门齿的刻度,护士B固定气管插管,护士A用20 mL注射器抽出口腔冲洗液,冲入口腔,用吸痰管吸出口腔冲洗液。反复数次,直至口腔清洁。
- 打开口腔护理包,倒入口腔护理液,湿度适中,将治疗巾铺于患者颌下,清点棉球数。
- 护士B固定气管插管,护士A用压舌板协助按顺序擦洗口腔。
- 擦洗完毕,清点棉球数,观察口腔黏膜有无破损,口唇干裂者涂石蜡油。
- 更换牙垫,再次检查气管插管深度,用胶布及寸带双重固定气管插管,松紧度以能容一指为宜。
- 再次检查气囊压力,听诊双肺呼吸音。
- 撤去用物,脱手套,整理床单元,协助患者取舒适卧位,向患者交代注意事项。

整理
- 用物按医院感染管理要求处理。
- 护士个人洗手。
- 记录。

二、气管插管口腔护理操作考核细则及评分标准

项目	分值	评分细则	扣分标准	扣分	得分
评分 (5分)	5	核对患者信息,评估患者病情、意识、生命体征、合作程度,评估口腔pH、口腔黏膜有无破损、有无义齿、气管插管深度和固定情况、气囊压力。环境安静、安全,光线适宜	一项不符合扣2分		
操作前 准备 (10分)	2	护士准备:着装整洁,洗手,戴口罩	一项不符合扣1分		
	5	用物准备:一次性口腔护理包、寸带、胶布、口腔护理液(根据病情选择)、吸痰管、气囊压力表、听诊器、床边负压吸引装置、20 mL注射器、手电筒、压舌板、牙垫	一项不符合扣1分		
	3	患者准备:了解操作目的,配合操作	一项不符合扣1分		
操作 过程 (60分)	2	携用物至床旁,核对患者信息,解释操作目的,取得配合	一项不符合扣1分		
	6	检查气囊、气管插管固定情况及床边负压吸引装置,评估患者痰液情况,按需吸痰,避免冲洗液进入下呼吸道	一项不符合扣2分		
	4	协助患者取合适体位,头偏向一侧,一手持手电筒,一手持压舌板轻轻撑开颊部,观察口腔有无异常	一项不符合扣2分		
	10	护士A去除原寸带、胶布、牙垫,确定插管在门齿的刻度,护士B固定气管插管,护士A用20 mL注射器抽出口腔冲洗液,冲入口腔,用吸痰管吸出口腔冲洗液。反复数次,直至口腔清洁	一项不符合扣2分		
	4	打开口腔护理包,倒入口腔护理液,湿度适中,将治疗巾铺于患者颌下,清点棉球数	一项不符合扣2分		
	6	护士B固定气管插管,护士A用压舌板协助按顺序擦洗口腔	一项不符合扣2分		
	8	擦洗完毕,清点棉球数,观察口腔黏膜有无破损,口唇干裂者涂石蜡油	一项不符合扣2分		
	8	更换牙垫,再次检查气管插管深度,用胶布及寸带双重固定气管插管,松紧度以能容一指为宜	一项不符合扣2分		
	4	再次检查气囊压力,听诊双肺呼吸音	一项不符合扣2分		
	8	撤去用物,脱手套,整理床单元,协助患者取舒适卧位,向患者交代注意事项	一项不符合扣2分		
操作后 处理 (10分)	6	整理用物,污物处理符合医院感染管理要求	一项不符合扣3分		
	4	洗手,记录	一项不符合扣1分		
结果 标准 (15分)	5	患者口腔清洁,无异味	一项不符合扣2分		
	5	操作步骤正确,与患者沟通较好,体现爱伤观念	一项不符合扣2分		
	5	床单元整洁、舒适	一项不符合扣2分		

第三十二节 气管切开换药操作流程/考核细则及评分标准

一、气管切开换药操作流程

评估
- 患者评估:核对患者信息、病情、意识状态、呼吸、血氧饱和度、痰液的黏稠度和量、合作程度;观察气管切开伤口有无渗血、渗液、红肿及皮下气肿;评估寸带的松紧度及清洁度。
- 环境评估:安静、安全,光线适宜。

准备
- 护士准备:着装整洁、洗手、戴口罩。
- 用物准备:治疗盘、生理盐水、酒精、棉球、换药碗、血管钳、镊子、无菌手套、治疗巾、备用的内套管、Y字形无菌敷料、弯盘、寸带(按需)。
- 患者准备:告知清醒患者气管切开护理的目的、操作过程可能出现的不适,教会患者配合的方法,取得合作,充分暴露颈部。

操作过程
- 携用物至床旁,核对患者信息,解释操作目的,取得配合,在患者颈部、肩下铺治疗巾。
- 协助患者取卧位;检查固定寸带,松紧以能容一指为宜。
- 揭除污染敷料:用一把镊子取下已被污染的敷料,注意动作要轻柔,对有粘连的切口,可用生理盐水棉球湿润后揭去,以免损伤周围组织。
- 清理伤口:用另一把镊子夹无菌生理盐水棉球擦拭(由上至下,由外向内;擦拭范围距切口上至5 cm、下至10 cm),轻轻拭去皮肤及切口分泌物及痰液,用碘伏棉球按上述方法消毒伤口及周围皮肤(分泌物较多且切口较深时,宜用生理盐水多次擦拭)。
- 更换敷料:将无菌敷料放入切口处即气管套管与切口之间(由下向上"Y"字形开口在上,两边重叠,必要时以胶布协助固定),注意调节好气管套管固定带的松紧度,以能容纳一指为宜。
- 观察套管是否通畅及固定是否妥善,注意患者的呼吸、血氧饱和度情况。
- 取出垫于颈部、肩下的治疗巾。
- 协助患者取舒适体位,整理床单元。

整理
- 用物按医院感染管理要求处理。
- 护士个人洗手。
- 记录。

二、气管切开换药操作考核细则及评分标准

项目	分值	评分细则	扣分标准	扣分	得分
评估（5分）	5	核对患者信息、病情、意识状态、呼吸、血氧饱和度、痰液的黏稠度和量、合作程度；观察气管切开伤口有无渗血、渗液、红肿及皮下气肿；评估寸带的松紧度及清洁度。环境安静、安全，光线适宜	一项不符合扣1分		
操作前准备（10分）	2	护士准备：着装整洁、洗手、戴口罩	一项不符合扣1分		
	5	用物准备：治疗盘、生理盐水、酒精、棉球、换药碗、血管钳、镊子、无菌手套、治疗巾、备用的内套管、Y字形无菌敷料、弯盘、寸带（按需）	一项不符合扣0.5分		
	3	患者准备：告知气管切开护理的目的、操作过程可能出现的不适，教会患者配合的方法，取得合作，充分暴露颈部	一项不符合扣1分		
操作过程（60分）	5	携用物至床旁，核对患者信息，解释操作目的，取得配合，在患者颈部、肩下铺治疗巾	一项不符合扣2分		
	8	协助患者取卧位；检查固定寸带，松紧以能容一指为宜	一项不符合扣3分		
	6	揭除污染敷料：用一把镊子取下已被污染的敷料，注意动作要轻柔，对有粘连的切口，可用生理盐水棉球湿润后揭去，以免损伤周围组织	一项不符合扣2分		
	15	清理伤口：用另一把镊子夹无菌生理盐水棉球擦拭（由上至下、由外向内）；擦拭范围距切口上至5 cm、下至10 cm），轻轻拭去皮肤及切口分泌物及痰液，用碘伏棉球按上述方法消毒伤口及周围皮肤（分泌物较多且切口较深时，宜用生理盐水多次擦拭）	一项不符合扣2分		
	10	更换敷料：将无菌敷料放入切口处即气管套管与切口之间（由下向上"Y"字形开口在上，两边重叠，必要时以胶布协助固定），注意调节好气管套管固定带的松紧度，以能容纳一指为宜	一项不符合扣3分		
	8	观察套管是否通畅及固定是否妥善，注意患者的呼吸、血氧饱和度情况	一项不符合扣2分		
	4	取出垫于颈部、肩下的治疗巾	一项不符合扣2分		
	4	协助患者取舒适体位，整理床单元	一项不符合扣2分		
操作后处理（10分）	6	整理用物，污物处理符合医院感染管理要求	一项不符合扣3分		
	4	洗手，记录	一项不符合扣2分		
结果标准（15分）	5	伤口清洁、敷料平整，严格执行无菌操作	一项不符合扣2分		
	5	操作程序流畅，动作轻柔，有爱伤观念	一项不符合扣2分		
	5	床单元整洁、舒适	一项不符合扣2分		

第三十三节 气压治疗仪操作流程/考核细则及评分标准

一、气压治疗仪操作流程

评估
- 患者评估:核对患者信息,评估患者病情、意识、心理状态、合作程度;观察局部肢体、皮肤情况:有无破溃、压疮、出血,有无血管栓塞。
- 环境评估:安静、安全,光线充足,适宜操作。

准备
- 护士准备:着装整洁,洗手,戴口罩。
- 用物准备:气压治疗仪(主机、气囊连接管、气囊肢体套筒、电源线)、腿套、手消毒剂。
- 患者准备:了解操作目的,配合操作。

操作过程
- 携用物至床旁,核对患者信息,解释操作目的,取得配合。
- 妥善放置气压治疗仪,连接电源,打开气压治疗仪。
- 根据病情和体型选择合适模式,设置时间、压力、间歇频率。
- 协助患者取舒适卧位,穿腿套,保护患者隐私。
- 将气压治疗仪套筒穿在患者下肢上,膝盖处对准无气囊部位,松紧程度以能容2指为宜。
- 连接通气筒,检查连接情况。
- 再次确认压力模式,成人气囊压力设置范围为45~150 mmHg,时间设置为20~30 min。
- 核对相关信息后,按开始键。
- 观察仪器运行情况,确认气囊压力充足、各气囊按顺序由远心端向近心端连续移动。
- 交代注意事项。
- 治疗过程中观察患者生命体征,对于清醒患者询问其感受、是否耐受压力,出现报警及时处理,保证气压治疗仪工作正常。
- 治疗结束后,先关闭仪器开关,再拔出电源。
- 撤离气囊肢体套筒,脱腿套。
- 观察患者皮肤情况。
- 撤离气压治疗仪,洗手,再次核对相关信息。
- 整理床单元,协助患者取舒适卧位。

整理
- 用物按医院感染管理要求处理。
- 护士个人洗手。
- 记录。

二、气压治疗仪操作考核细则及评分标准

项目	分值	评分细则	扣分标准	扣分	得分
评估 （5分）	5	核对患者信息，评估患者病情、意识、心理状态、合作程度；观察局部肢体、皮肤情况：有无破溃、压力性损伤、出血，有无血管栓塞。环境安静整洁、光线充足	一项不符合扣1分		
操作前 准备 （10分）	2	护士准备：着装整洁，洗手，戴口罩。	一项不符合扣1分		
	5	用物准备：气压治疗仪（主机、气囊连接管、气囊肢体套筒、电源线）、腿套、手消毒剂	一项不符合扣1分		
	3	患者准备：了解操作目的，配合操作	一项不符合扣1分		
操作 过程 （60分）	2	洗手	一项不符合扣2分		
	2	携用物至床旁，核对患者信息	一项不符合扣1分		
	2	解释操作目的，取得配合	一项不符合扣1分		
	3	妥善放置气压治疗仪，连接电源，打开气压治疗仪	一项不符合扣1分		
	6	根据病情和体型选择合适模式、设置时间、压力、间歇频率	一项不符合扣2分		
	3	协助患者取舒适卧位，穿腿套，保护患者隐私	一项不符合扣1分		
	2	将气压治疗仪套筒穿在患者下肢上，膝盖处对准无气囊部位，松紧程度以能容2指为宜	不符合扣2分		
	2	连接通气筒，检查连接情况	不符合扣2分		
	5	再次确认压力模式，成人气囊压力设置范围为45～150 mmHg，时间设置为20～30 min	一项不符合扣1分		
	2	核对相关信息后，按开始键	不符合扣2分		
	4	观察仪器运行情况，确认气囊压力充足、各气囊按顺序由远心端向近心端连续移动	一项不符合扣1分		
	3	交代注意事项	不符合扣2分		
	6	观察患者生命体征，对于清醒患者询问其感受、是否耐受压力，出现报警及时处理，保证气压治疗仪工作正常	一项不符合扣2分		
	3	治疗结束后，先关闭仪器开关，再拔出电源	一项不符合扣2分		
	3	撤离气囊肢体套筒，脱腿套	一项不符合扣2分		
	5	观察患者皮肤情况	一项不符合扣1分		
	5	撤离气压治疗仪，洗手，再次核对相关信息	一项不符合扣1分		
	2	整理床单元，协助患者取舒适卧位	一项不符合扣1分		
操作后 处理 （10分）	6	整理用物，污物处理符合医院感染管理要求	一项不符合扣2分		
	4	洗手，记录	一项不符合扣2分		
结果 标准 （15分）	5	管路连接正确，参数设置合理，正确处理报警	一项不符合扣2分		
	5	操作程序流畅，与患者沟通良好，体现爱伤观念	一项不符合扣2分		
	5	床单元整洁、舒适	一项不符合扣2分		

第八章　ICU护患沟通

第一节　护士与患者的沟通

一、护患沟通的概念

护患沟通主要指护士与患者及其亲属、照顾者之间的沟通。所交流的信息与患者的护理及康复直接或间接相关，同时也包括双方的思想、感情、愿望及要求等多方面的沟通。护患沟通是医患沟通的重要分支之一，也是医患沟通重要内容之一。护患沟通是护士人际沟通的主要内容，是建立良好护患关系、圆满完成护理工作的重要环节。护士与患者的关系，从患者入院到出院，是一个动态的过程，因此护患沟通也就贯穿于整个护理过程。

二、护患沟通的重要性

（一）实施生物-心理-社会医学模式的需要

现代医学护理观认为，在对患者进行治疗和护理过程中，不能用传统的生物医学模式观点把人当作单纯的自然人，而应研究人的精神世界，在懂得人、理解人的基础上进行治疗和护理，从而达到生理、心理和外在环境的平衡。

（二）推进整体护理模式的需要

整体护理是以现代护理观为指导，以患者为中心，以护理程序为方法，对患者进行全方位的护理。传统的护理技术服务已不能满足患者的需要，他们希望得到更高层次的服务，即健康促进的需要。而护理程序的第一个步骤是护理评估。评估要收集资料，收集资料有很多方法，与患者沟通是主要的方法。若没有沟通，护士就无法评估患者，给予照顾或评价护理效果，成功的沟通使双方均可获得重要的信息。没有沟通，护理就不易达到具体目标，实施整体护理更是一句空话，所以为实现高质量的护理，每一位护士都应掌握并在护理实践中运用护患沟通技巧。

（三）护理人文关怀的需要

现代护理以人为本，人文关怀在护理中的体现，是护士以人道主义的精神对患者的生命与健康、权利与需求、人格与尊严的真诚关心与关注。人文关怀是护患沟通的重要思想基础,护患沟通是人文关怀在临床护理中的具体应用。

(四) 开展常规护理工作的需要

护士在实现从患者入院评估、确定诊断、制定护理计划到组织实施、效果评价的护理行为中需要得到患者的支持。无论执行任何技术操作,沟通在护理过程中都是不可缺少的要素。所以,在护士与患者互动关系中所发生的任何事件,如倾听家属的抱怨、给予患者护理指导、卫生宣教、进行护理活动等均包含沟通的成分。有效的护患沟通对于提供高质量的护理照顾是很重要的,既维护了患者的利益,又有利于护理工作的开展。

(五) 融洽护患关系的需要

护患关系是患者与护士在护理过程中形成和建立起来的人际关系,它直接影响着患者的心理变化,与患者的康复有着密切的联系。护患沟通是处理护患之间人际关系的主要内容,没有护患沟通,就不能建立良好的护患关系,良好的护患沟通能够缩短护患间的心理差距,最终达到心灵沟通,使护患间多一分真诚,少一点猜疑。良好的护患沟通能够缩短护患间的认知差距,可以增加患者对护士的信任和理解,进一步完善护患关系,提高护理质量。

(六) 妥善处理护患矛盾的需要

在医院这个特殊环境下,护士、医生、患者相依共存,彼此的交流紧密不可分。尤其是护士,接触患者最早,也最多,其一言一行都被患者深深地关注。患者可以从护士说话的内容、表情等方面产生喜悦或厌恶、满意或恐惧等不同的体验,护士亲切诚恳的语言可以为治疗创造先决条件,而简单不慎的语言刺激,比其他感官刺激更为强烈。相当一部分的护理纠纷,不是因护理技术服务引起的,而是护患之间沟通不畅或是交流质量不高造成的。成功的沟通可以增强与患者的亲和力,避免许多护患间潜在的冲突,防止护患纠纷的发生。

三、护患沟通的技巧

(一) 建立最初的融洽氛围

1. 问候患者和做自我介绍

可用恰当的非语言方式,如握手、目光交流和微笑,加上合适的问候语,表示对患者的欢迎并进行自我介绍。

2. 说明你的角色及访谈的性质

对于患者而言,如果不确定访谈者是谁,或者不确定访谈者能否帮助他解决问题,是非常令其不安的。因而访谈时需向患者说明自身的角色、访谈的作用和性质,必要时征得对方的同意。

3. 表现出兴趣和尊重,关注患者的身体舒适状况

护士从访谈一开始就应表现出对患者的兴趣、尊重和关心,并采用恰当的非语言行为,这些将为建设性的合作关系的形成打下较好的基础。同时非常重要的一项内容是关注患者的舒适程度,如环境因素、患者病情、讨论敏感问题等都会影响到患者的舒适度。

(二)倾听患者的开场陈述

倾听,即访谈过程中通过自己的语言和非语言行为向患者传达信息的过程。有效倾听是良好护患沟通的前提条件,是发展护患间良好关系最重要的一步。饱受各种痛苦折磨的患者,往往担心护士并没专心听他诉说。疑虑和抱怨多、说话倾向于重复的患者,尤其需要护士有耐心。有时,若患者谈话中离题太远,护士可以礼貌地提醒患者,请他回到主题上来。倾听时,应全神贯注,实时点头回应等。总之,护士不要干扰患者对其身体症状和内心痛苦的诉说,尤其不可唐突地打断患者的谈话。

(三)护士的语言运用技巧

1. 一般语言

应具有礼貌性、真诚性、规范性,护士在进行护患沟通时,应注意语义用词准确、恰当。护士应使用规范性护理语言。

2. 专业性语言

使用通俗、规范、易懂的口头语言对护理行为进行解释;坚持实事求是、客观、辩证;不打听与治疗护理无关的患者隐私;使用委婉性语言利于护患沟通。

(四)护士的非语言运用技巧

1. 自然从容的表情

表情作为情绪情感的生理性表露,一般是不随意的,受自我意识的调控。社会工作中常用的也最有用的表情首先是微笑。护士常常面带坦诚、欣然的微笑,对患者极富感染力。患者焦虑时,护士面带微笑与其交谈,本身就是一剂安慰剂。患者恐惧时,护士镇定从容的笑脸,能给患者以镇静和安全感。但是并非在任何情况下都要面带微笑,要视情况而定,患者疼痛难忍或因病不治时,护士对患者或其家属就不能面带笑容,应对他们表示同情,表现出适度的伤悲。护士的微笑一定要掌握场合和分寸,做到自然得体。

2. 端庄大方的仪表

护士的形象呈现了独特的艺术美,能给患者留下深刻的印象。整齐、清洁、简约、端庄是护士仪表修饰的要求。

3. 文雅优美的姿势

护士在护理工作中的操作烦琐多样,且有一定的劳动强度和一定的规范要求。因此,护士在护理操作中的行为要遵循人体力学的原则,在指导好患者取最舒适的体位后,注意确保自己在操作中维持和掌握身体的平衡,发挥身体各部位的正常生理功能,维护人体各部的最佳生理姿势,减少疲劳。同时,还要注意动作的优美,在护理操作中不仅要做到轻、柔、稳、准,而且要给患者以美的感受。

4. 抑扬适度的声音

声音有助于表现一个人的情绪状态和态度。护士声调的轻柔与适度的沉稳有力都是不可或缺的,没有轻柔,就谈不上"白衣天使"的称号。没有坚毅和刚强,患者就很难获得战胜病魔的信心。

5. 沉稳关切的目光

在护患沟通过程中,目光接触,常常是奠定真正沟通的基础。注视患者的目光应沉稳,给患者以关切与安慰之感。

6. 审慎有度的触摸

在护理工作范围内,审慎地、有选择地使用触摸对沟通有促进作用。通常情况下,护士触摸同龄患者一定要审慎。

7. 合适的人际距离

个人距离是护患沟通的最佳距离,在此距离中,双方都会感到舒服一些,因此与患者交谈应采取个人距离。而社交距离适用于护士对一组患者进行健康宣教。亲密距离出于护理需要也要采用,如进行体温、脉搏、呼吸、血压的测量,皮肤护理,临终护理及观察病情等。

(五)良好且有效的反馈

反馈是沟通的生命力所在。反馈使沟通成为一个双向的交互过程。在沟通中,双方都不断把信息回送给对方,这种信息回返过程称为反馈。没有人愿意对着一根柱子或是一个只会说"不错"的"玩偶"产生持续的倾诉欲望。"好好先生"虽然不会得罪人,但也难以得到他人的真心相待,因为两者间缺少了沟通交流必备的有效反馈机制。

第二节 ICU护士与患者的沟通

ICU患者因为机械通气、镇静、疲劳、认知状态的波动等,使护患沟通复杂,具有挑战性,当沟通失败时护患两方可能都会经历负面情绪,因此护患沟通被认为是理解和挫折两种相反感觉之间的一种运动(图8.1)。护患沟通是护理的一个组成部分,护士必须根据患者不断变化的需求和沟通能力,调整沟通策略。

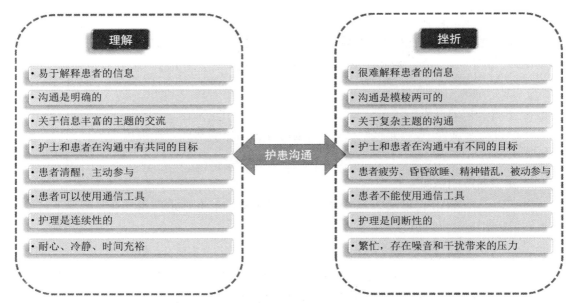

图 8.1　护士与患者之间的沟通

一、影响护患沟通的因素

（一）护理人力资源缺乏

合理调配人力资源是确保护患沟通效果的重要条件，由于目前护理人力资源缺乏，病区住院环境资源被极限利用，临床护士整天忙于完成各项护理、治疗工作，无暇耐心、细致地关注患者的情绪、心理反应及收集患者的生理、心理、精神、社会、文化等多方面的健康信息，导致沟通效果不佳。

（二）忽视危重患者的沟通需要

沟通在危重患者护理中往往更容易被忽略，常认为对危重患者只是救命而已，患者的心理问题通常不被意识到或受到重视。这样更不利于调动患者自身与疾病斗争的能力。

（三）缺乏沟通行为

护士与意识不清的患者口头交流的时间大约是他们工作时间的 5%，缺少时间和资源是护理的障碍。

（四）环境因素

重症监护室存在 30 余种声响（噪音、各种仪器的报警声），噪音的强度可达 45~80 分贝，而超过 60 分贝的声音就会使人的交感神经兴奋增强，心率加快，血压升高，产生较强的压力感和焦虑感。光线是影响危重患者情绪的重要因素，是导致患者不同程度睡眠丧失的因素之一。

二、护患沟通的时机

(一) 患者入科时

系统评估患者的沟通能力,包括民族、文化程度、信仰等。向非手术清醒患者介绍ICU规章制度,语言应通俗易懂,避免使用专业术语;手术患者麻醉完全清醒后,及时介绍监护室环境,让患者知道所处的环境及手术的情况,避免因定向障碍引起行为失常,影响术后健康。在护患沟通中确保沟通的有效时间、连续性、移情和耐心。

(二) 病情变化时

注意安抚清醒患者及家属,不要在患者面前谈论患者病情。

(三) 转出ICU时

对于患者在ICU的表现给予正面的肯定,强调转出ICU后的注意事项,私人贵重物品妥善交接。

三、与危重症患者的沟通

(一) 与焦虑不安患者的沟通

患者身处医院这个陌生的环境中,有的身旁还会有先进的监护仪器以及各种引流管密布全身,有的被约束上肢体,这些都会令他们产生不安与恐惧。针对患者这些不安的心理,护理人员可以主动向患者介绍监护仪器的作用,让患者对这些从未接触过的仪器不要感到陌生,同时保持病室的干净整洁,给患者创造一个干净整洁的环境,安慰他们,体贴他们,必要时可以用善意的谎言消除他们部分的焦虑,交流时应和蔼可亲,让他们知道医护人员正在积极努力地为他们治疗,让他们放心。

(二) 与忧郁绝望患者的沟通

危重症的患者,有的是刚入院便与家人分开,有的是在监护室住了一段时间但病情不见好转,面对陌生的环境和冰冷的机器他们心里很焦虑和恐惧,甚至感到绝望。他们常常情感淡漠,对一切事物都漠不关心,甚至拒绝治疗。此时,护理人员应该及时给予心理疏导,与他们交谈时态度要诚恳,不要只关注监护仪器上的数字和波形的改变而忽视了患者的存在,要多花些时间与患者沟通,使患者增强战胜疾病的信心和勇气,给他们讲述之前类似的病例,让他们树立信心,而且要做好生活护理,让患者感到舒适,让他们可以乐观面对生活,珍惜生命。

(三) 与愤怒患者的沟通

(1) 证实患者是否处于愤怒之中。

(2)"接受"他的愤怒。

(3)帮助患者分析发怒的原因。

(4)注意自己的言行及态度,有效地处理患者的意见并重视他的需要。

(四)与机械通气清醒患者的沟通

机械通气是危重患者重要的生命支持手段,镇静被认为是保证机械通气有效性、安全性、提高舒适度的有效治疗措施。研究发现,浅镇静可有效缩短机械通气及住ICU时间,并能降低患者谵妄发生率、改善其远期预后。机械通气患者无法发声,从而存在沟通障碍。因此,做好与机械通气清醒患者的沟通至关重要。临床主要是护士单方面介绍、解释及询问,患者则以眨眼睛或点头等方式给予回应。也可以利用沟通图、写字板、词组卡、手势等辅助沟通。做好撤离呼吸机前的心理护理。长时间地应用呼吸机,患者对呼吸机产生了依赖,对撤机有恐惧心理,应告知患者病情已经好转。拔管后指导患者有效地咳嗽、咳痰是护理的关键,指导患者合理饮食、放松心情、注意休息。

四、与危重症患者沟通的注意事项

(1)应尽量简短,不要超过10 min。

(2)避免一些不必要的交谈。

(3)对无意识的患者,可持续用同一句话、同样的语调反复地与他交谈,同时对患者进行触摸,在触摸之前应先告诉他,你要假设患者是能够听到的,这也是一种有效的沟通途径。

(4)尽可能保持安静的环境。

(5)注意与危重症患者的非语言沟通。面部表情是我们生活中最易注意到的,如面对正在抢救的患者,身为护理人员不能流露恐惧、紧张、厌恶的表情。

(6)护理人员的行为。监护室的患者更渴望得到关心与关注。舒适的病房及干净的环境可以让患者感到舒心,医务人员要注意自己的行为,自己的言行很可能影响到患者的情绪,例如患者咳嗽时帮助患者拍背,或者按时到床前替患者盖好被子,都会让患者感受到医护人员带给他的温暖。

(7)病患者转回病房。护士得知患者转病房的确切消息时,应该通知家属做好准备。转病房时和转入的科室取得联系,备好用物,以免用物准备不足引起家属的反感。

第三节 护士与患者家属沟通

ICU患者因病情危重且多数处于昏迷状态,家属常作为主要授权人参与临床决策,是ICU医护人员的主要沟通对象。家属不仅要承担沉重的经济负担,还要面对患者病情多变、预后不确定和死亡威胁等因素造成的巨大心理压力,约70%的患者家属出现严重的心理问题。美国重症医学会发布的ICU临床实践指南强调,应该优先考虑与家属进行有效沟通,满足家属信息需求是护理质量评估的重要组成部分。

一、沟通时机

（1）患者入ICU时：系统评估患者家属的沟通能力，包括民族、文化程度、信仰等，介绍ICU规章制度、探视制度等。

（2）病情变化时：注意安抚患者家属，告知患者目前的病情变化及可能的预后等。

（3）转出ICU时：对患者在ICU期间家属给予的配合给予肯定，将患者在ICU内的总体表现告诉家属，交代家属出科后仍需要继续配合专科治疗等，贵重物品交于家属手中。

二、沟通技巧

护士与患者家属之间的关系是医疗行为过程中的重要组成部分，也是医疗服务质量的重要考察因素。许多护士都有与患者家属沟通不良的体验，对临床产生了一定影响。ICU管理者应该培训护士与患者家属沟通的能力，当好家属与患者之间的桥梁。家属探视前，护士要保证较高护理质量，准备好与患者家属沟通的内容，须在探视期间主动与患者家属交流，给予相应的信息支持及情感安慰，随时做到换位思考。电话沟通病情时，应拟好沟通要点，必不可少的内容是拟"腹稿"，这利人利己。护理人员还应该接受法律方面、心理学及沟通与交流方面的培训。ICU以患者家庭为中心的沟通管理模式倡导医护人员及时与患者家属进行沟通和信息交换。

总而言之，护理是爱的传递，在与患者及家属的沟通中，我们要站在对方的角度思考问题，忧对方之所忧，愁对方之所愁，这样我们才能与患者沟通零距离，才能构建和谐的护患关系，切实提高护理服务质量。

第九章 ICU应急预案

第一节 使用中仪器故障应急预案

一、呼吸机出现故障的应急预案

（1）在患者使用呼吸机过程中，如遇呼吸机不能正常工作时，护士应立即分离呼吸机与气管导管连接口。

（2）严密观察患者的呼吸、心率、面色、意识和血氧饱和度。

（3）其他医护人员立即查找原因，并积极排除故障。

（4）若患者病情稳定，自主呼吸良好，给予气管插管内吸氧。

（5）若患者病情不稳定，用简易呼吸器辅助呼吸或更换呼吸机。

（6）若故障不能排除，上报护士长。

（7）记录故障呼吸机的编号和故障项目，通知器械维修组，进行维修，并悬挂仪器故障牌。

呼吸机出现故障的应急预案如图9.1所示。

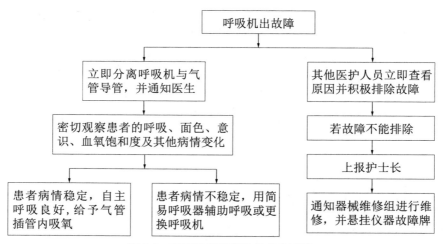

图9.1 呼吸机出现故障的应急预案

二、心电监护仪出现故障的应急预案

（1）心电监护使用中出现故障，首先应努力排除故障，如检查电源连接是否正确，接头是否松动，电极片安放部位是否正确、有无松脱。
（2）若进行上述操作后，心电监护仪仍不能正常工作，应启用备用的心电监护仪。
（3）严密观察患者生命体征及病情变化，并做好解释工作。
（4）悬挂仪器故障牌。
（5）通知仪器维修人员，并上报护士长，做好交接记录。
心电监护仪出现故障的应急预案如图9.2所示。

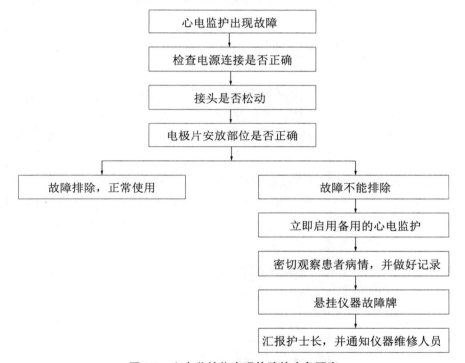

图9.2　心电监护仪出现故障的应急预案

三、中心吸引装置出现故障的应急预案

（1）立即启用备用的电动吸引器，或使用简易抽吸器，或使用20～50 mL注射器连接吸痰管继续为患者吸痰。
（2）密切观察患者的病情变化，如有无缺氧症状、呼吸道梗阻、血氧饱和度下降等。
（3）其他医护人员立即查找原因，并积极排除故障。
（4）若故障排除，中心吸引装置继续正常工作。
（5）若故障不能排除，汇报护士长，并悬挂仪器故障牌。
（6）通知器械维修组进行维修。
中心吸引装置出现故障的应急预案如图9.3所示。

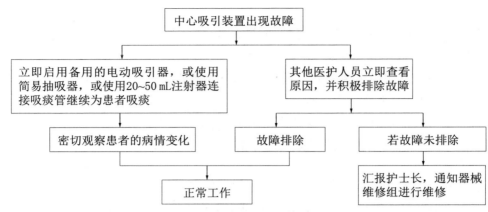

图9.3 中心吸引装置出现故障的应急预案

四、除颤仪出现故障的应急预案

（1）在使用除颤仪过程中，如出现仪器故障不能正常使用时，应停止应用除颤仪，立即持续进行心肺复苏（CPR），同时评估患者状态，协助医生进行其他抢救工作。

（2）其他医护人员立即查看故障原因，如为低压电源（或电池）报警，检查是否为电池充电不足，立即连接电源插头。

（3）若故障不能排除，立即寻求最近的摆放除颤仪的科室帮助。

（4）密切观察患者生命体征及病情变化，并将突发情况、抢救过程及患者生命体征准确记录于护理记录单上。

（5）悬挂仪器故障牌，并报告护士长。

（6）通知仪器维修部门维修，做好交接、记录。

除颤仪出现故障的应急预案如图9.4所示。

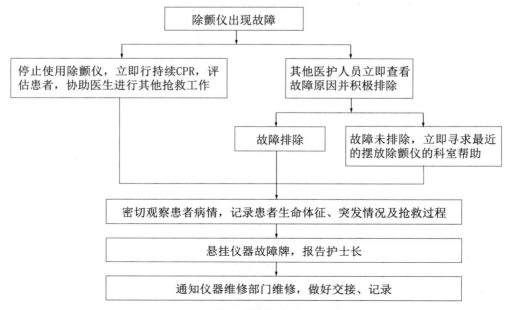

图9.4 除颤仪出现故障的应急预案

五、输液泵(注射泵)出现故障的应急预案

(1) 若输液泵(注射泵)出现故障应立即查看原因,排除故障。
(2) 若气泡报警,及时将空气排出。
(3) 若堵塞报警,检查输液调节器是否关闭、留置针是否堵塞等,及时妥善处理。
(4) 若电池欠压报警,正确连接外部电源。
(5) 若暂停超时报警,重新启动输液泵。
(6) 若停电,启用备用电池。
(7) 若故障不能排除,重新更换输液泵或手动输液。
(8) 向护士长汇报。
(9) 通知仪器维修人员,并悬挂仪器故障牌。

输液泵(注射泵)出现故障的应急预案如图9.5所示。

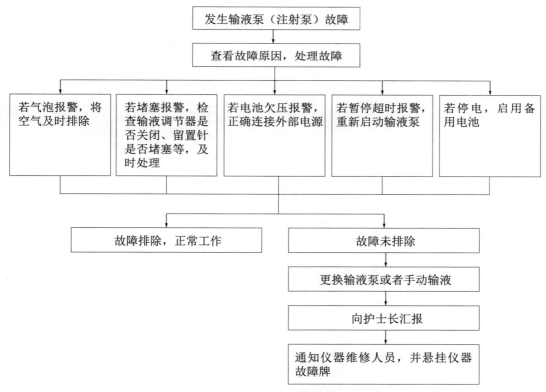

图9.5 输液泵(注射泵)出现故障的应急预案

六、中心供氧出现故障的应急预案

(1) 发现中心供氧故障导致突发停氧,立即汇报科主任、护士长,通知设备科迅速检修

处理。

（2）启用备用的氧气筒或氧气袋,并联系运送中心,运送氧气筒到病房备用。

（3）吸氧患者:将氧气流量表与氧气筒连接并调试,使用备用氧袋或氧气筒吸氧。

（4）机械通气患者:先使用简易呼吸器维持通气,将氧气筒、减压表、转换接头及呼吸机连接调试,运行正常后连接患者（调节氧气工作压力0.3~0.4 MPa）。

（5）做好针对患者及家属的安抚、解释工作,告知所采取的应对措施,保障患者的安全。

（6）观察患者的病情变化。

（7）中心供氧恢复正常后,吸氧患者重新使用中心供氧,调节流量后连接患者;应用呼吸机患者先使用简易呼吸器维持通气,呼吸机重新连接中心供氧,调试呼吸机运行正常后连接患者。

（8）非病区备用的氧气筒退还运送中心,其他配件归位备用。

中心供氧出现故障的应急预案如图9.6所示。

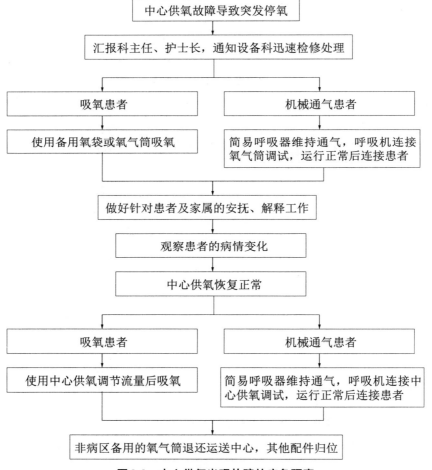

图9.6 中心供氧出现故障的应急预案

七、血液透析机出现故障的应急预案

（1）使用中的血液透析机突发故障，立即通知设备科，与工程师联系，判断故障的程度和原因，并汇报科主任、护士长。

（2）如机器故障严重影响透析治疗，立即将患者移至备用机，保留原有的透析参数，继续透析治疗，并向患者做好解释工作。

（3）如机器故障不影响透析治疗时，可以在工程师和医护人员的守护下继续透析治疗。

（4）如因机器故障导致患者出现病情变化，立即组织抢救和治疗，并做好解释及善后工作。

（5）密切观察患者的生命体征及病情变化，并做好记录。

（6）对有故障的机器进行报修，悬挂仪器故障牌。

血液透析机出现故障的应急预案如图9.7所示。

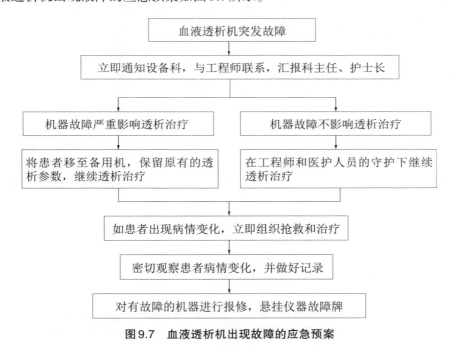

图9.7 血液透析机出现故障的应急预案

第二节 重点环节应急预案

一、高危药品外渗的应急预案

（1）立即停止该通道的输注，更换安全的输液部位，保留原针头接注射器，回抽漏于皮下的药物，然后拔除针头。

(2) 及时报告主管医生及护士长。

(3) 了解外渗药物的种类、名称、性质。

(4) 评估并记录发生药物外渗的部位、面积,局部皮肤的颜色、温度等,必要时拍照保存。

(5) 根据外渗药物的性质,外渗的面积,皮肤的颜色、温度,给予适当的处理,做好护理记录。

① 钙剂:选择50%硫酸镁冷敷。

② 甘露醇:选择50%葡萄糖液10 g+维生素B_{12}液100 mg+地塞米松液5 mg冷敷。

③ 脂肪乳制剂:选择50%葡萄糖液10 g+2%利多卡因液100 mg+维生素B_{12}液0.5 mg+地塞米松液5 mg冷敷。

④ 去甲肾上腺素、多巴胺:轻度外渗时热敷,外渗较严重选择使用654-2 10 mg+地塞米松液5 mg+生理盐水20 mL热敷。

(6) 如外渗严重,应根据医嘱并在征得患者及家属同意情况下做局部封闭。

(7) 抬高患肢,避免局部组织受压,肿胀未完全消退前禁止患肢输液。

(8) 密切观察患肢局部变化,加强交接班。

(9) 上报护理不良事件。

高危药品外渗的应急预案如图9.8所示。

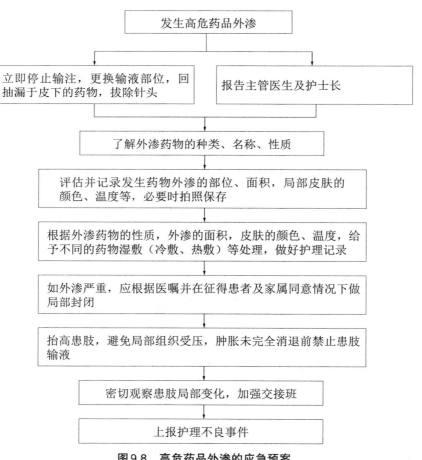

图9.8　高危药品外渗的应急预案

二、输入异型血的应急预案

(1) 立即停止输血,报告主管医生及护士长。
(2) 根据医嘱更换输注液体及输液器,建立两条静脉通道。
(3) 遵医嘱给予碱化尿液、促进排尿及其他药物治疗。
(4) 遵医嘱给予双侧腰部封闭,使用热水袋(≤70℃)热敷双侧肾区,解除肾小管痉挛,保护肾脏。
(5) 根据病情给予吸氧、心电监护,并准备好抢救药品、物品、仪器。
(6) 密切观察患者病情变化,注意监测患者的生命体征及尿量、尿色和出血倾向,并记录。出现休克症状,给予抗休克治疗;发生肾功能衰竭,行腹膜透析或血液透析治疗。
(7) 采集患者血样,保留余血及输血器,用无菌巾包好,贴好封条,注明患者床号、姓名及时间。
(8) 与患者(或家属)沟通,做好安抚工作,取得患者(或家属)的谅解。
(9) 按护理不良事件上报流程报告护理部。

输入异型血的应急预案如图9.9所示。

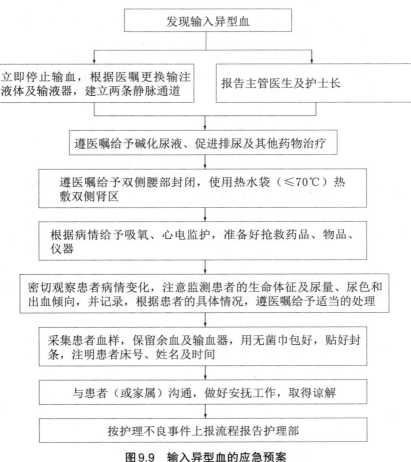

图9.9 输入异型血的应急预案

三、患者突发病情变化的应急预案

(1) 立即通知值班医生,如需重大抢救报告科主任、护士长。
(2) 建立静脉通路,给予氧气吸入,监测生命体征。
(3) 立即准备好抢救物品及药品,积极配合医生进行抢救。
(4) 协助医生及时与家属沟通,由医生做好病情告知,执行告知签字制。
(5) 对意识清醒的患者做好心理护理,做好患者家属的安抚工作。
(6) 密切观察患者病情,做好护理记录。
(7) 某些重大抢救或重要人物抢救按规定及时报告医务科、护理部或总值班。
患者突发病情变化的应急预案如图9.10所示。

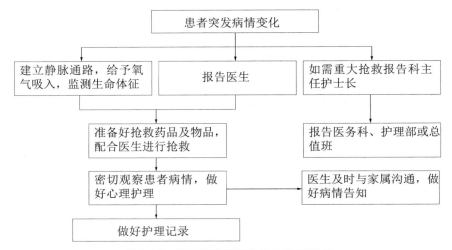

图9.10　患者突发病情变化的应急预案

四、患者发生猝死的应急预案

(1) 立即抢救,同时通知值班医生、院总值班及护士长。
(2) 通知家属。
(3) 向院总值班或医务部汇报抢救情况及抢救结果。
(4) 如患者抢救无效死亡,应等家属到院后,再将尸体接走。
(5) 做好病情记录及抢救记录。
(6) 在抢救过程中,要注意维护病室秩序,保护同病室患者。
患者发生猝死的应急预案如图9.11所示。

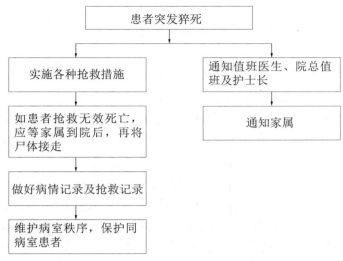

图9.11　患者发生猝死的应急预案

五、气管插管意外脱落的应急预案

（1）立即通知医生，评估患者病情，严密观察患者生命体征和血氧饱和度的变化。

（2）自主呼吸强、血氧饱和度良好的患者，给予高流量吸氧，安慰患者，指导患者呼吸。

（3）对于呼吸急促、血氧饱和度明显下降、情绪激动、烦躁不安的患者，给予简易呼吸器加压给氧，并开放气道。遵医嘱使用无创呼吸机或重新置管使用呼吸机辅助通气。

（5）遵医嘱对症处理，并做好护理记录。

（6）严格执行上报流程，及时向上级领导汇报。

气管插管意外脱落的应急预案如图9.12所示。

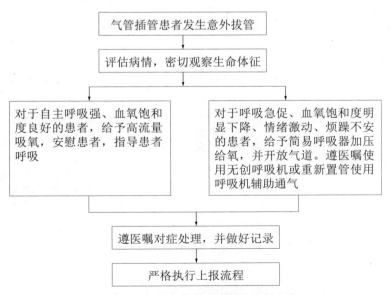

图9.12　气管插管意外脱落的应急预案

六、气管切开患者意外脱管的应急预案

（1）患者意外脱管，重在预防，护理人员应注意以下几点：
① 对于颈部短粗的患者，应使用加长型气管套管，并牢固固定。
② 对于烦躁不安的患者，给予必要的肢体约束，或根据医嘱给予镇静药物。
③ 为患者实施各种治疗（如翻身、拍背、吸痰等）时应专人固定套管，在病情允许的情况下尽量分离呼吸机管道，以防套管受呼吸机管道重力作用而致脱管。
④ 更换固定系带时，应两人操作，一人固定套管，一人更换。
（2）发生气管切开导管意外滑脱，应立即通知医师，根据患者情况进行处理。
（3）对于有自主呼吸的患者，安慰患者，保持呼吸道通畅，通过面罩给氧。做好抢救准备。密切观察患者病情变化，协助医生更换套管重新置入。
（4）对于无自主呼吸的患者，当患者气管切开时间超过一周窦道形成时，立即开展人工通气，以改善缺氧，协助医生更换套管重新置入。
（5）如切开时间在一周以内未形成窦道，保持呼吸道通畅，用纱布盖住气切口处，以呼吸气囊辅助呼吸，协助医生重新置管，操作时间不宜过长，一旦不成功，立即气管插管，然后设法重新置管。
（6）准备好抢救药品和物品，如患者出现心跳骤停立即给予心脏按压。
（7）查动脉血气，根据结果调整呼吸机参数。
（8）严密观察患者生命体征及神志、瞳孔、血氧饱和度的变化。
（9）做好护理记录，分析意外拔管原因，提出改进措施，按护理不良事件程序上报。
气管切开患者意外脱管的应急预案如图9.13所示。

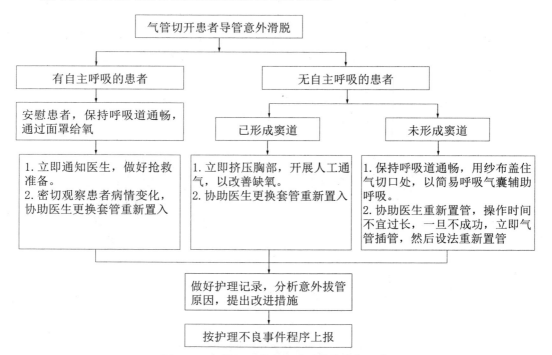

图9.13　气管切开患者意外脱管的应急预案

七、患者发生跌倒/坠床的应急预案

(1) 患者不慎跌倒/坠床时,护士应立即到患者身边,同时报告值班医生。
(2) 对患者的情况做初步判断,如测量血压、心率、呼吸,判断患者意识等。
(3) 医生到场后,协助医生进行检查,为医生提供相关信息,遵医嘱进行正确处理。
(4) 如病情允许,将患者移至抢救室或患者床上。
(5) 遵医嘱开展必要的检查及治疗。
(6) 报告护士长及科主任。
(7) 协助医生通知患者家属。
(8) 填写"护理不良事件上报及质量追踪单",报告护理不良事件组。
(9) 认真记录患者坠床经过及抢救过程,做好交接班。

患者发生跌倒/坠床的应急预案如图9.14所示。

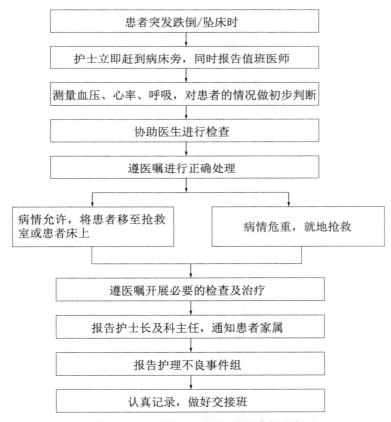

图9.14 患者发生跌倒/坠床的应急预案

八、患者发生管道滑脱的应急预案

(1) 发生管道脱落,护士立即到床边,同时报告值班医生,报告科主任、护士长。

(2) 根据患者的情况给予紧急处理。

① 气管插管、气管套管脱落:患者平卧;吸痰,立即清除口腔分泌物;高浓度吸氧;正常自主呼吸未恢复者,以简易呼吸气囊辅助通气;协助医生重新置管,根据病情连接呼吸机;密切观察患者生命体征,如意识,呼吸频率、节律、SPO_2等。

② 胃管脱落:清洁口腔、面部,密切观察患者生命体征,有无腹胀、呕吐等,按需重新置管。

③ 胸引管脱落:从胸腔内脱落,立即用手捏闭引流口处皮肤,消毒处理后用凡士林纱布封闭引流口;协助患者保持半卧位,不可活动;从接口处滑脱,立即用血管钳夹闭近端引流管或夹闭开关,防止气体进入胸腔。协助医生重新置管或处理伤口。密切观察患者生命体征,呼吸的频率、节律、SPO_2,有无呼吸困难等。

④ 伤口引流管脱落:用无菌纱布覆盖伤口;密切观察患者生命体征、伤口情况;协助医生重新置管或伤口处理。

⑤ 尿管脱落:观察排尿有无异常,尿道有无损伤;做好会阴部的清洁护理;按需重新置管。

⑥ 深静脉置管脱落:局部压迫止血,清除血渍,按需重新选择静脉通路方式。

患者发生管道滑脱时的应急预案如图9.15所示。

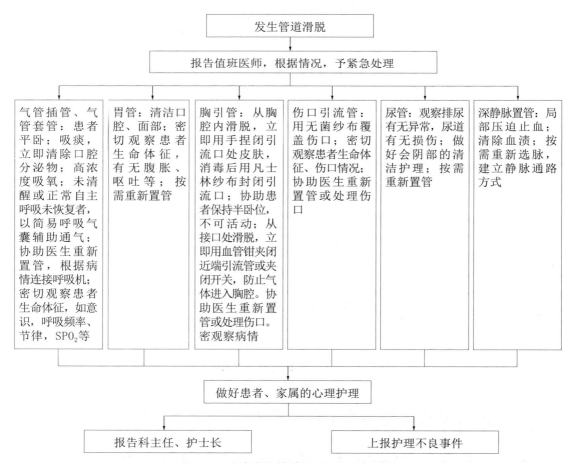

图9.15 患者发生管道滑脱时的应急预案

九、患者出现输液反应的应急预案

(1) 立即停止输液并更换输液器,改输生理盐水,保留静脉通道。
(2) 通知医生按反应类型及程度处理:
① 发热反应:减慢输液速度,遵医嘱物理降温、解热镇痛、抗过敏治疗。
② 循环负荷过重:减慢输液速度、端坐位、高浓度吸氧、遵医嘱用药。
③ 空气栓塞:减慢输液速度、头低足高左侧卧位、高浓度吸氧、对症处理。
④ 静脉炎:更换输液部位、患肢抬高、制动并局部处理。
(3) 遵医嘱给药,给予对症处理。严重者就地抢救,必要时行CPR。
(4) 严密观察患者病情变化,做好记录,加强巡视,予重点交接班。
(5) 做好患者及家属心理疏导。
(6) 应保留输液器的药液,分别送消毒供应中心和药剂科,同时取相同批号的液体、输液器和注射器分别送检。家属有异议时按有关程序对输液器具进行封存。
(7) 上报医务科、护理部。填报输液反应,按要求在医院安全(不良)事件管理系统"药品事件"内上报。

患者出现输液反应的应急预案如图9.16所示。

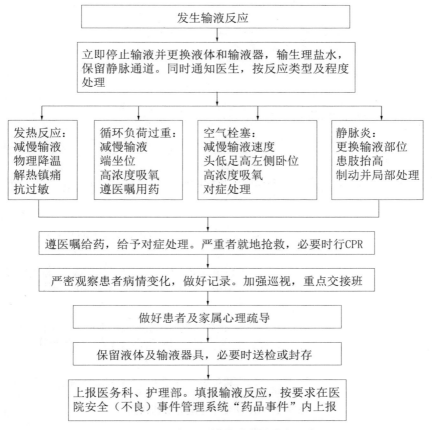

图9.16 患者出现输液反应的应急预案

十、ICU 突然停电的应急预案

（1）护士立即打开应急照明灯或采用手电照明,安慰清醒患者,同时通知值班医生查看患者,观察患者的面色、呼吸、心率、意识以及呼吸机工作情况。

（2）护士配合医生积极采取补救措施,保护患者的安全,尤其是使用呼吸机的患者。

（3）立即与有关科室联系,并检查各种动力设备运转情况,配合各部门采取各种措施,尽快恢复供电。

（4）观察患者特别是使用呼吸机患者的病情以及患者生命体征有无变化。

（5）当呼吸机不能正常工作时,应立即停止应用呼吸机,迅速将简易呼吸器与患者人工气道相连,用人工呼吸的方法调整患者呼吸,如果患者自主呼吸良好,应给予吸氧,严密观察患者的呼吸、心率、面色、意识等情况。

（6）恢复供电后,遵医嘱根据患者情况调整呼吸机参数,重新将呼吸机与患者人工气道连接。

（7）护理人员将停电经过及患者生命体征准确记录于监护记录单。

ICU 突然停电的应急预案如图 9.17 所示。

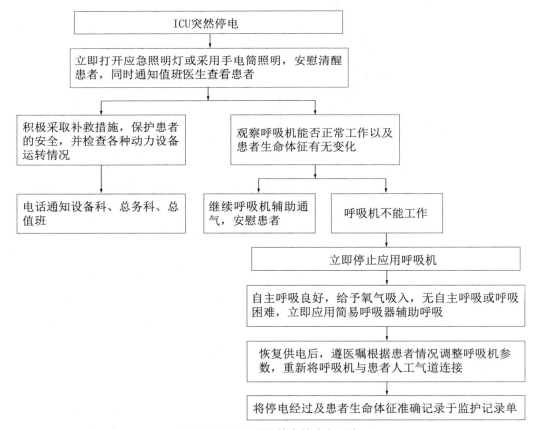

图 9.17　ICU 突然停电的应急预案

十一、ICU 出现火灾的应急预案

（1）发现火情后冷静面对，立即呼叫周围人员分别组织灭火，同时报告保卫科及上级领导，夜间电话通知院总值班。

（2）火情较小，应组织人员使用现有的灭火器材积极灭火。

（3）火势凶猛，拨打"119"报警，遇到电起火立即切断电源。

（4）关好邻近房间的门窗，以减慢火势蔓延速度。

（5）调动在岗人员，将患者连病床推出至安全地带，并安抚患者及家属的情绪，评估病情，根据病情给予专业性处理，维持生命，保证安全。撤离时用湿毛巾、湿口罩或湿纱布罩住口鼻，以防窒息。

（6）保证人员安全的情况下，撤出易燃易爆物品，关闭医疗气体闸阀，并抢救贵重仪器设备及重要科技资料。

（7）火被扑灭，人员安全撤离，清理火灾现场，协助有关部门调查。

（8）填写护理不良事件报告单，登记整改讨论记录。

ICU 出现火灾的应急预案如图9.18所示。

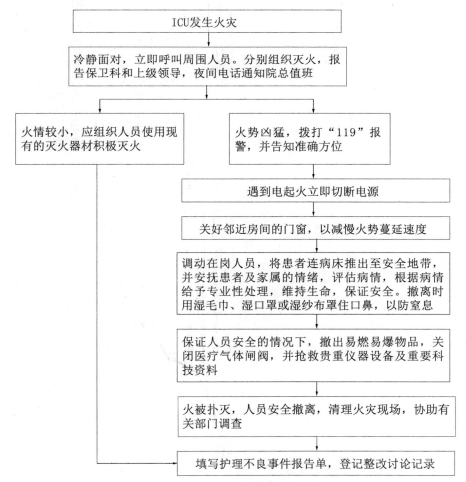

图9.18　ICU 出现火灾的应急预案

十二、ICU 发现重大传染病的应急预案

（1）ICU 发现传染病例时立即上报感控办，感控办立即进行核实后汇报上级领导。

（2）科室积极查找感染源：对感染患者、接触者、可疑传染源、环境、物品、医务人员及陪护人员等进行病原学检查。

（3）分析引起感染的因素：对感染患者及相关人群进行详细流行病学调查。调查感染患者及周围人群发病情况、分布特点并进行分析，根据疾病的特点分析可能的感染途径，对感染患者、疑似患者、病原携带者及其密切接触者进行追踪调查，确定感染途径。

（4）对于感染患者积极实施医疗救治，控制感染源，必要时进行转科、隔离治疗。

（5）切断感染途径：在确定感染的传播途径后，采取相应的控制措施，对感染源污染的环境采取正确有效的消毒处置措施。

（6）对于易感人群实施保护措施，必要时对易感患者隔离治疗，甚至暂停接收新患者。

（7）调查结束后应尽快将调查处置过程整理成书面材料，记录发生经过、调查步骤和所采取的控制措施及其效果，并分析此次处理的经验与不足，制定防范措施。

（8）患者出院（或转出）后，按传染源性质进行严格的终末消毒。

ICU 发现重大传染病的应急预案如图 9.19 所示。

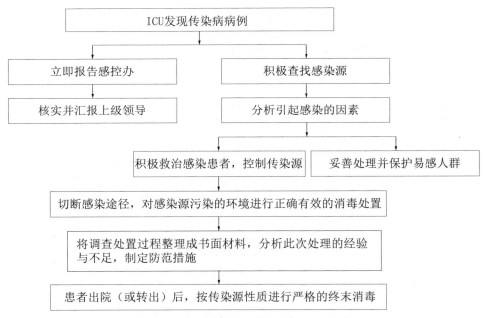

图 9.19 ICU 发现重大传染病的应急预案

参 考 文 献

[1] 张波,桂莉.急危重症护理学[M].4版.北京:人民卫生出版社,2017.
[2] 尤黎明,吴瑛.内科护理学[M].6版.北京:人民卫生出版社,2017.
[3] 李庆印,陈永强.重症专科护理[M].北京:人民卫生出版社,2018.
[4] 琳恩·艾特肯.ACCCN重症护理[M].李庆印,等译.北京:人民卫生出版社,2019.
[5] 吕探云,孙玉梅.健康评估[M].3版.北京:人民卫生出版社,2015.
[6] 贾灵芝.实用ICU护理手册[M].北京:化学工业出版社,2015.
[7] 陈灏珠,林果为,王吉耀.实用内科学[M].北京:人民卫生出版社,2015.
[8] 万学红,卢雪峰.诊断学[M].北京:人民卫生出版社,2017.
[9] 张玉珍.脑外科康复护理常见安全隐患及对策探讨[J].中国继续医学教育,2017,9(23):250-251.
[10] 商丹丹.脑外科护理安全隐患的分析与防范对策[J].世界最新医学信息文摘,2016,16(87):349-350.
[11] 冼雪英.急性脑卒中吞咽障碍患者早期康复护理临床观察[J].深圳中西医结合杂志,2016,26(18):177-178.
[12] 翁淑静.早期渐进式康复护理指导对改善脑梗死患者运动功能及焦虑状态的影响分析[J].中国医院统计,2015,22(3):208-210.
[13] 李红萍,孙振文.循证护理干预对老年脑梗死患者肢体运动功能、语言功能及免疫炎性反应的影响[J].河北医药,2018,40(11):1750-1753,1757.
[14] 周健红.肺康复对重症肺炎合并多脏器功能衰竭的影响[J].中国城乡企业卫生,2019,34(8):115-116.
[15] 崔文欣.心肺运动试验在心血管疾病诊疗中的临床应用[J].中国卫生标准管理,2015,6(20):80-82.
[16] 贾丽晔,郭琪,王鹏程,等.运动疗法对心血管疾病患者的影响和作用机理研究进展[J].中国康复理论与实践,2016,22(9):1041-1044.
[17] 日本循环学会心血管疾病患者康复指南:JCS 2012[Z].日本循环学会,2012.
[18] 黎介寿.对Fast-track Surgery(快通道外科)内涵的认识[J].中华医学杂志,2007,87(8):515-517.
[19] 江志伟,李宁,黎介寿.加速康复外科的概念及临床意义[J].中国实用外科杂志,2007,27(2):131-133.
[20] Kehlet H, Wilmore D W. Multimodal strategies to improve surgicaloutcome[J]. Am. J. Surg, 2002, 183(6):630-641.
[21] 蒋文春,赵素华,罗绍凤.早期康复护理对脑卒中偏瘫患者功能恢复的影响[J].中华现代护理杂志,2010,16(25):3022-3024.
[22] 张连欣,田照鸾,张佃珍.急性脑卒中偏瘫患者早期康复护理的效果观察[J].全科护理,2011,9(7):574-575.
[23] Bobath B, Bobath K. Motor development in the different types of cerebral palsy[M]. London: Heineman, 1975.

[24] 赵爱莉.脑卒中偏瘫的早期康复护理[J].中国社区医师(医学专业),2012,14(27):268-269.
[25] 黄晓琳,燕铁斌.康复医学[M].5版.北京:人民卫生出版社,2013.
[26] Lisa L P, Jughters A, Kerckhofs E.The effectiveness of different treatment modalities for the rehabilitation of unilateral neglect in stroke patients:a systematic review[J].Neuro Rehabilitation, 2013.
[27] 多学科围手术期气道管理中国专家共识:2018版[Z].2018.
[28] 姜曼,敖薪.人工气道管理标准的研究与应用现状[J].中华护理杂志,2016,12(51):1479-1482.
[29] 胡娜等.神经外科昏迷患者人工气道管理方案的制定及实践[J].中华护理杂志,2019,6(54):839-843.
[30] 机械通气与脱机指南:2012年版[Z].2012.
[31] 呼吸机相关肺炎预防与控制规范:2019年版[Z].2019.
[32] 桑丽云,商临萍.不同管理模式在防控呼吸机相关性肺炎中的应用现状[J].护理研究,2019,11(33):3697-3671.
[33] 谢承峰,等.2015—2018年某省158家医院ICU呼吸机相关肺炎监测分析[J].中华医院感染学杂志,2019,29(13):2053-2057.
[34] 蓝惠兰,等.机械通气呼吸机管道湿化模式对呼吸机相关性肺炎的影响[J].护理研究,2016,7(30):2588-2591.
[35] 么莉.护理敏感质量指标实用手册:2016版[M].北京:人民卫生出版社,2016.
[36] 么莉.护理敏感质量指标监测基本数据集实施指南:2018版[M].北京:人民卫生出版社,2018.
[37] 李秋菊.护患沟通技巧[M].北京:科学出版社,2018.
[38] 诸葛慧香,邱智超,张妙兰.护理礼仪与人际沟通[M].北京:中国科学技术出版社,2016.
[39] 刘晶涛,陆巍.机械通气患者非语言沟通的研究进展[J].护理学杂志,2019,34(13):102-106.
[40] 陈俊杉,范杰梅,余金甜,等.ICU患者机械通气期间真实体验研究的Meta整合[J].中国实用护理护理杂志,2020,36(16):1274-1281.
[41] 冯亚婷,王珂,王梅,等.重症监护室机械通气清醒患者沟通方式及其辅助工具的研究进展[J].护理研究,2019,33(10):1739-1742.
[42] 李尊柱,李真,张媛媛,等.ICU护士与患者家属沟通现状与培训需求的调查分析[J].基础医学与研究,2020,4(1):128-131.
[43] 林琪,曾莉,任君江,等.ICU患者家属沟通管理的研究进展[J].中华护理杂志,2020,55(2):294-298.
[44] 李群,郭大为,刘东岩,等.呼吸机应急调配原因分析及管理流程再造[J].中国医疗设备,2019(3):129-131.
[45] 杨雪柯,王颖,郭晓贝,等.护士对心电监护仪报警的认识现状及影响因素分析[J].护理学杂志,2020,35(4):44-47.
[46] 柴贝贝,赵巍,苏珍琳.医院病房中心供气终端装置的维护及技术创新[J].医疗设备,2020(7):121-122.
[47] 左长山,陈绵康,崔锐.除颤仪临床应用安全管理与实践[J].药疗卫生装备,2017(2):153-155.
[48] 何海涛,徐辉.医用输液泵的临床应用及典型故障处理[J].医疗卫生装备,2015(3):152-153
[49] 梁慧.医院中心供氧系统安全管理探讨[J].产业科技创新,2022,4(2):90-92.
[50] 赵丽萍,张飞.连续性血液净化机在临床使用中的故障分析研究[J].中国医学装备,2013,10(10):19-22,23.
[51] 吴玉芬,杨巧芳.静脉输液治疗专科护士培训教材[M].北京:人民卫生出版社,2018.

［52］钱晓玲,韩玮,张婷,等.高渗糖联合维生素B_{12}及地塞米松治疗甘露醇外渗的临床观察［J］.甘肃医药,2016(2):152-153.

［53］刘景汉,汪德清.临床输血学［M］.北京:人民卫生出版社,2011:401-406.

［54］唐慧,胡晓华,蒋秋霞.高压氧舱内突发病情变化应急预案的临床应用体会［J］.实用临床护理学杂志,2018(30):93.

［55］席明霞,邓长辉.护理风险防范应急预案与处理流程［M］.北京:科学技术文献出版社,2016.

［56］王树平.静脉输液反应类型多,应急预案有讲究［J］.医师在线,2017(20):24-25.

［57］张庆顺,李泽林.基于火灾安全疏散预案的ICU平面设计优化研究［J］.建筑艺术,2021,27(2):104-109.

［58］王慧玲,高玉芳,陈欣,等.ICU护士重大传染病疫情应急能力评价指标体系的构建［J］.中华急危重症护理杂志,2021,2(3):197-203.

［59］中华护理学会.中华护理学会团体标准成人癌性疼痛护理:T/CNAS 01-2019［EB/OL］.(2020-01-01)[2024-10-07].http://www.zhhlxh.org.cn/cnaWebcn/catalog/Publicnotice.

［60］中华护理学会.中华护理学会团体标准气管切开非机械通气患者气道护理:T/CNAS03-2019［EB/OL］.(2020-01-01)[2024-10-07].http://www.zhhlxh.org.cn/cnaWebcn/catalog/Publicnotice.

［61］中华护理学会.中华护理学会团体标准住院患者身体约束护理:T/CNAS 04-2019［EB/OL］.(2020-01-01)[2024-10-07].http://www.zhhlxh.org.cn/cnaWebcn/catalog/Publicnotice.

［62］中华护理学会.中华护理学会团体标准成人肠造口护理:T/CNAS 07-2019［EB/OL］.(2020-01-01)[2024-10-07].http://www.zhhlxh.org.cn/cnaWebcn/catalog/Publicnotice.

［63］中华护理学会.中华护理学会团体标准成人氧气吸入疗法护理:T/CNAS 08-2019［EB/OL］.(2020-01-01)[2024-10-07].http://www.zhhlxh.org.cn/cnaWebcn/catalog/Publicnotice.

［64］中华护理学会.中华护理学会团体标准成人有创机械通气气道内吸引技术操作:T/CNAS 10-2020［EB/OL］.(2021-05-01)[2024-10-07].http://www.zhhlxh.org.cn/cnaWebcn/catalog/Publicnotice.

［65］中华护理学会.中华护理学会团体标准成人经口气管插管机械通气患者口腔护理:T/CNAS 12-2020［EB/OL］.(2021-05-01)[2024-10-07].http://www.zhhlxh.org.cn/cnaWebcn/catalog/Publicnotice.

［66］中华护理学会.中华护理学会团体标准认知障碍患者进食问题评估与处理:T/CNAS 16-2020［EB/OL］.(2021-05-01)[2024-10-07].http://www.zhhlxh.org.cn/cnaWebcn/catalog/Publicnotice.

［67］中华护理学会.中华护理学会团体标准成年女性压力性尿失禁护理干预:T/CNAS 17-2020［EB/OL］.(2021-05-01)[2024-10-07].http://www.zhhlxh.org.cn/cnaWebcn/catalog/Publicnotice.

［68］中华护理学会.中华护理学会团体标准成人住院患者跌倒风险评估及预防:T/CNAS 18-2020［EB/OL］.(2021-05-01)[2024-10-07].http://www.zhhlxh.org.cn/cnaWebcn/catalog/Publicnotice.

［69］中华护理学会.中华护理学会团体标准成人肠内营养支持的护理:T/CNAS 19-2020［EB/OL］.(2021-05-01)[2024-10-07].http://www.zhhlxh.org.cn/cnaWebcn/catalog/Publicnotice.

［70］中华护理学会.中华护理学会团体标准成人鼻肠管的留置与维护:T/CNAS 20-2021［EB/OL］.(2022-03-01)[2024-10-07].http://www.zhhlxh.org.cn/cnaWebcn/catalog/Publicnotice.

［71］中华护理学会.中华护理学会团体标准血管活性药物静脉输注护理:T/CNAS 22-2021［EB/OL］.(2022-03-01)[2024-10-07].http://www.zhhlxh.org.cn/cnaWebcn/catalog/Publicnotice.

［72］中华护理学会.中华护理学会团体标准成人机械通气患者俯卧位护理:T/CNAS 23-2023［EB/OL］.(2023-05-01)[2024-10-07].http://www.zhhlxh.org.cn/cnaWebcn/catalog/Publicnotice.

［73］中华护理学会.中华护理学会团体标准成人雾化吸入护理:T/CNAS 24-2023［EB/OL］.(2023-05-01)

[2024-10-07].http://www.zhhlxh.org.cn/cnaWebcn/catalog/Publicnotice.

［74］ 中华护理学会.中华护理学会团体标准连续性肾脏替代治疗的护理：T/CNAS 26-2023［EB/OL］.（2023-05-01）［2024-10-07］.http://www.zhhlxh.org.cn/cnaWebcn/catalog/Publicnotice.

［75］ 中华护理学会.中华护理学会团体标准老年人误吸的预防：T/CNAS 27-2023［EB/OL］.（2023-05-01）［2024-10-07］.http://www.zhhlxh.org.cn/cnaWebcn/catalog/Publicnotice.

［76］ 中华护理学会.中华护理学会团体标准成人住院患者静脉血栓栓塞症的预防护理：T/CNAS 28-2023［EB/OL］.（2023-05-01）［2024-10-07］.http://www.zhhlxh.org.cn/cnaWebcn/catalog/Publicnotice.

［77］ 中华护理学会.中华护理学会团体标准术中获得性压力性损伤预防：T/CNAS 29-2023［EB/OL］.（2023-05-01）［2024-10-07］.http://www.zhhlxh.org.cn/cnaWebcn/catalog/Publicnotice.

［78］ 中华护理学会.中华护理学会团体标准成人呼吸支持治疗器械相关压力性损伤的预防：T/CNAS 34-2023［EB/OL］.（2024-01-01）［2024-10-07］.http://www.zhhlxh.org.cn/cnaWebcn/catalog/Publicnotice.

［79］ 中华护理学会.中华护理学会团体标准成人失禁相关性皮炎的预防与护理：T/CNAS 35-2023［EB/OL］.（2024-01-01）［2024-10-07］.http://www.zhhlxh.org.cn/cnaWebcn/catalog/Publicnotice.

［80］ 中华护理学会.中华护理学会团体标准中心静脉压测量技术：T/CNAS 36-2023［EB/OL］.（2024-01-01）［2024-10-07］.http://www.zhhlxh.org.cn/cnaWebcn/catalog/Publicnotice.

［81］ 中华护理学会.中华护理学会团体标准气道净化护理：T/CNAS 37-2023［EB/OL］.（2024-01-01）［2024-10-07］.http://www.zhhlxh.org.cn/cnaWebcn/catalog/Publicnotice.

［82］ 中华护理学会.中华护理学会团体标准成人手术后疼痛评估与护理：T/CNAS 39-2023［EB/OL］.（2024-01-01）［2024-10-07］.http://www.zhhlxh.org.cn/cnaWebcn/catalog/Publicnotice.

［83］ 中华护理学会.中华护理学会团体标准脑卒中后吞咽障碍患者进食护理：T/CNAS 40-2023［EB/OL］.（2024-01-01）［2024-10-07］.http://www.zhhlxh.org.cn/cnaWebcn/catalog/Publicnotice.